Sprachstörungen im Kindesalter

Forum Logopädie

Herausgegeben von Luise Springer
und Dietlinde Schrey-Dern

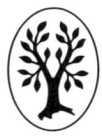
Georg Thieme Verlag Stuttgart · New York

Sprachstörungen im Kindesalter

Materialien zur Früherkennung und Beratung

Wolfgang Wendlandt

unter Mitarbeit von

Lieselotte von der Hude, Angelika Jacobsen, Veronika Meiwald,
Bärbel Schröder, Joachim Schwalbach, Christina Kruse,
Lisa Stammen, Ralf Wehke, Monika Menke, Heino Mönnich,
Dagmar Rochow und Ilsabe Witte

2., überarbeitete und erweiterte Auflage

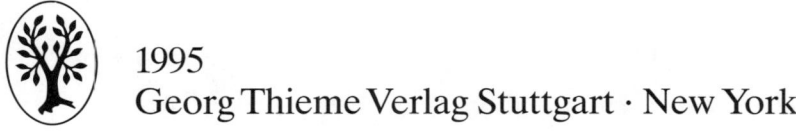

1995
Georg Thieme Verlag Stuttgart · New York

Die Deutsche Bibliothek – CIP-Einheitsaufnahme

Wendlandt, Wolfgang:
Sprachstörungen im Kindesalter : Materialien zur
Früherkennung und Beratung / Wolfgang Wendlandt. Unter
Mitarb. von Lieselotte von der Hude . . . – 2., überarb. und erw.
Aufl. – Stuttgart ; New York : Thieme, 1995
  (Forum Logopädie)
  1. Aufl. u.d.T.: Wendlandt, Wolfgang: Sprachstörungen

Das Werk, einschließlich aller seiner Teile, ist urheberrechtlich geschützt. Jede Verwertung außerhalb der engen Grenzen des Urheberrechtsgesetzes ist ohne Zustimmung des Verlages unzulässig und strafbar. Das gilt insbesondere für Vervielfältigungen, Übersetzungen, Mikroverfilmungen und die Einspeicherung und Verarbeitung in elektronischen Systemen.

© 1992, 1995 Georg Thieme Verlag,
Rüdigerstraße 14, D-70469 Stuttgart
Printed in Germany
Satz und Druck: Gulde-Druck GmbH, Tübingen,

ISBN 3-13-778502-2   1 2 3 4 5 6

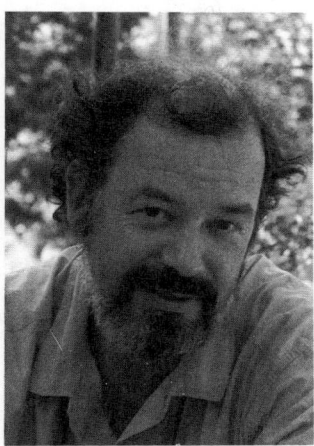

Bibliographische Angaben:

Prof. Dr. Wolfgang Wendlandt, Diplom-Psychologe, Verhaltenstherapeut dgvt und Gesprächspsychotherapeut GwG, ist Hochschullehrer an der Alice-Salomon Fachhochschule für Sozialarbeit und Sozialpädagogik Berlin mit dem Schwerpunkt Beratung und Therapie. In seiner langjährigen Forschungs-, Lehr- und psychotherapeutischen Praxistätigkeit hat er sich besonders dem Gebiet „Sprache und Kommunikation" gewidmet sowie der Supervision und Fortbildung von Berufsgruppen, die in der Diagnostik, Beratung und Therapie von Menschen mit Störungen des Sprechens und der Sprache arbeiten. Er hat zahlreiche Bücher und Artikel veröffentlicht und ist als Experte auf dem Gebiet des Stotterns international bekannt.

Anschriften

von der Hude, Lieselotte, Logopädin, Feldstr. 55, 13585 Berlin

Jacobsen, Angelika, Logopädin, Otawistr. 44, 13351 Berlin

Kruse, Christina, Logopädin, Marktstr. 191, 47798 Krefeld

Meiwald, Veronika, Logopädin, Gotenstr. 20, 10829 Berlin

Menke, Monika, Dr., Ärztin für Hals-Nasen-Ohren-Heilkunde, Stimm- und Sprachstörungen, Ribeckweg 18a, 14165 Berlin

Mönnich, Heino, Dipl.-Betriebswirt, Dipl.-Psych., Cheruskerstr. 6A, 10829 Berlin

Rochow, Dagmar, Logopädin, Helmkrautstr. 11a, 13503 Berlin

Schrey-Dern, Dietlinde, Lehranstalt für Logopäden der Medizinischen Fakultät der Rheinisch-Westfälischen Technischen Hochschule, Pauwelstr. 30, 52074 Aachen

Schröder, Bärbel, Logopädin, Klarenbachstr. 11, 10553 Berlin

Schwalbach, Joachim, Logopäde, Eisenacher Str. 79, 10825 Berlin

Springer, Luise, Lehranstalt für Logopäden der Medizinischen Fakultät der Rheinisch-Westfälischen Technischen Hochschule, Pauwelstr. 30, 52074 Aachen

Stammen, Lisa, Logopädin, Lenzhahnerweg 10a, 65527 Niederhausen

Wehke, Ralf, Sozialarbeiter, Ernststr. 20, 13509 Berlin

Wendlandt, Wolfgang, Professor Dr., Dipl.-Psych., Hochschullehrer an der Alice-Salomon-Fachhochschule für Sozialarbeit und Sozialpädagogik Berlin, Karl-Schrader-Str. 6, 10781 Berlin

Witte, Ilsabe, Dr., Ärztin für Kinder- und Jugendpsychiatrie, Cheruskerstr. 6, 10829 Berlin

Geleitwort zur 1. Auflage

Mit dem vorliegenden Band „Sprachstörungen im Kindesalter" von Wolfgang Wendlandt und Mitarbeitern wird die Reihe *„Forum Logopädie"* eröffnet. Die hier zusammengestellten Materialien sind aus der Beratungspraxis der Arbeitsgruppe Prävention entstanden, in der Logopäden, Psychologen, Ärzte und Sozialpädagogen zusammenarbeiten. Die Veröffentlichung richtet sich sowohl an Eltern als auch an sozialpädagogische Betreuer von sprachauffälligen Kindern und eignet sich auch zur Fortbildung von psychosozialen und medizinischen Fachkräften.

Allgemein wird ein Mangel an Therapieplätzen für sprach- und sprechauffällige Kinder beklagt und die Notwendigkeit präventiver Maßnahmen gefordert. Bisher lagen dazu für den Praktiker wenig geeignete Veröffentlichungen vor. Der vorliegende Band liefert dazu einen ersten Beitrag.

Seine Besonderheit liegt darin, daß er in einem interdisziplinären Team konzipiert und in gemeinsamer Arbeit hinreichend erprobt worden ist. Daraus resultiert die gute Veständlichkeit der Beschreibung des Basiswissens und der Materialien für verschiedene Anwendergruppen.

Insbesondere können Ärzte für Hals-Nasen-Ohrenheilkunde, Phoniatrie und Pädaudiologie, Pädiatrie, Kinder- und Jugendpsychiatrie sowie Psychologen und Sozialpädagogen in Erziehungsberatungsstellen und alle sprachtherapeutischen Berufsgruppen die vorliegenden Materialien für die Beratung von Eltern nutzen.

Aachen, April 1992
Luise Springer
Dietlinde Schrey-Dern

Vorwort zur 2. Auflage

Daß nach so kurzer Zeit eine zweite Auflage notwendig werden würde, hat uns gefreut. Gleichzeitig weist diese Tatsache darauf hin, daß ein großer Bedarf an praxisrelevanten Arbeitsmaterialien und Modellen zur Früherkennung und Beratung bei Störungen des Sprechens und der Sprache besteht. Das stellt eine Bestätigung für unser Buchkonzept dar. Gefreut haben wir uns auch über die vielen positiven Rückmeldungen und Rezensionen zu unserem Buch. Sie haben mich motiviert, die nötige Kraft zu mobilisieren, die für die gründliche Überarbeitung des gesamten Buches erforderlich war. So konnten noch einige Unklarheiten im Text aufgespürt und hier und da inhaltliche Einseitigkeiten reduziert werden.

Neben den Veränderungen und den zum Teil erheblichen Erweiterungen im fortlaufenden Text ist eine Materialeinheit umgestellt und eine andere ganz gestrichen worden, wobei deren Inhalte gänzlich in eine nachfolgende Materialeinheit aufgenommen werden konnte. Darüber hinaus wurden die beiden Materialeinheiten M 10 und M 12 hinzugefügt („Dyslalie, Dysgrammatismus, Sprachentwicklungsstörung" und „Stimmstörungen") sowie der Teil zur Gruppenarbeit um die beiden zusätzlichen Übungen 3 und 6 bereichert („Bauchredner" und „Die Bieftäger tommt"). Lotte von der Hude und Veronika Meiwald (aus unserer Arbeitsgruppe Prävention), die für die inhaltlichen Vorlagen zu den beiden neuen Materialeinheiten und zur Übung 6 verantwortlich zeichnen, haben hier noch einmal ihre Berufserfahrung und Phantasie kreativ in Beziehung gesetzt. Und beim Gegenlesen einzelner Textteile haben Monika Menke und Heino Mönnich Zeit und Anregungen investiert. Sibylle Reinshagen hat die vier Zeichnungen, die im Zusammenhang mit den neuen Textteilen notwendig wurden, mit lockerem Strich sehr ansprechend aufs Papier gebracht. Ihnen allen sei herzlich gedankt.

Berlin, August 1994   Wolfgang Wendlandt

Vorwort zur 1. Auflage

„Sprich anständig!" – „Stottere nicht so rum!" – „Sag doch endlich was!" – „Kannst Du nicht deutlicher sprechen!" – „Ich kann Dich nicht verstehen!" – Erwachsene fühlen sich oft hilflos, wenn sie mit Kindern zu tun haben, die sich nicht richtig verständlich machen können. Immer mehr Kinder im Vorschulalter haben Schwierigkeiten beim Sprechen, reden undeutlich oder verwaschen, können bestimmte Laute nicht bilden, sich oft gar nicht richtig ausdrücken. Sie stottern oder verweigern völlig die Kommunikation. Und es scheint so, daß all diese Auffälligkeiten (in der Fachsprache als „Störungen des Sprechens und der Sprache" bezeichnet) rasant zunehmen. Erzieherinnen, Vorklassenleiterinnen und Lehrer der Eingangsstufe registrieren das mit Sorge, auch Sozialarbeiter und Kinderärzte, die die Kindergartenreife bzw. Schulreife zu beurteilen haben. Dabei wissen wir heute ganz genau: Eine solche Störung wirkt sich negativ auf die gesamte kindliche Entwicklung aus, auf die schulische Situation, den Kontakt zu Gleichaltrigen, auf die Beziehungen in der Familie.

„Sprachexperten" werden meist erst dann um Hilfe gebeten, wenn das Kind „bereits in den Brunnen gefallen" ist. Erst dann sind sie konfrontiert mit den Problemen der Kinder und den Sorgen der Familien.

Das müßte nicht so sein!

Den Kindern und Familien könnte früher geholfen werden, wenn die Experten ihr Wissen über Sprache, Sprachentwicklung und Sprachförderung von sich aus in die Öffentlichkeit tragen würden, so daß Eltern und Erzieher rechtzeitig Hilfestellungen zur Vorbeugung gegen Sprachauffälligkeiten erhalten. Und auch all die anderen Berufsgruppen, die im Vorschulalter mit Kindern zu tun haben, müßten genauer Bescheid wissen, wie mit bereits auftretenden Sprechschwierigkeiten umgegangen werden sollte.

Um diesem Ziel näherzukommen, muß der Berufsalltag der „Sprachexperten" umgestaltet werden. In diesem Buch wird berichtet, wie wir dies in unseren eigenen Arbeitsfeldern realisieren konnten. Und es werden vor allem diejenigen Informationen vermittelt, die Eltern, psychosoziale Fachkräfte und Ärzte benötigen,
1. um rechtzeitig eine kindliche Sprach- und Sprechauffälligkeit zu erkennen,
2. um zu entscheiden, ob es sich um eine Störung handelt, bei der eine Beratung der Eltern bzw. eine Behandlung des Kindes notwendig ist, und
3. um eine gezielte Sprachförderung bei den betroffenen Kindern durchführen zu können.

Dieses Buch wäre nicht ohne die Kolleginnen und Kollegen der „Arbeitsgruppe Prävention" der Beratungsstelle für Sprachbehinderte im Gesundheitsamt Berlin-Reinickendorf zustande gekommen: Sie haben maßgeblich beim Zusammentragen der inhaltlichen Grundlagen mitgewirkt, haben Entwürfe für einzelne Materialien oder Ideen für ihren didaktischen Aufbau beigesteuert und in sehr kreativer Weise dazu beigetragen, daß die zu vermittelnden theoretischen Erkenntnisse anschaulich und lebendig blieben. Mit großem Engagement und Arbeitsintensität haben sie im

Rahmen unserer vorbeugenden Arbeit psychosoziale Fachkräfte, Ärzte und Eltern beraten: Aufgrund dieser unmittelbaren Praxiserprobung ergab sich eine Fülle von Anregungen für das Buch. Und es konnten die hier vorgestellten Materialien zur Früherkennung und Frühberatung von Störungen des Sprechens und der Sprache immer wieder überarbeitet werden. Aber auch bei der Durchsicht des Manuskripts erhielt ich fruchtbare Hinweise und immer wieder aufbauende Unterstützung durch einzelne Arbeitsgruppenmitglieder. Sie alle sind namentlich als Mitarbeiter im Innentitel dieses Buches aufgeführt.

Dem Leiter der Beratungsstelle, Herrn Dipl.-Psych. Heino Mönnich, gebührt besonderer Dank dafür, daß die „Arbeitsgruppe Prävention" überhaupt gegründet werden und regelmäßig tagen konnte, ebenso der Fachhochschule für Sozialarbeit und Sozialpädagogik Berlin, die den Autor bei dieser Arbeit unterstützt hat.

Inzwischen stellt unsere Arbeit beileibe nichts „Einmaliges" mehr dar: vielerorts wird bereits eine mehr oder weniger umfangreiche „Aufklärung der Öffentlichkeit" über Probleme der Sprache und des Sprechens geleistet. Und auch die „Früherkennung und Frühberatung von Störungen des Sprechens und der Sprache" gehören zum Anspruch vieler Beratungseinrichtungen. Auch existiert bereits eine Fülle an Fachbüchern, aus denen sich Eltern, Erzieher und andere psychosoziale Fachkräfte notwendiges Wissen und hilfreiche Anregungen für den Umgang mit sprachauffälligen Kindern heraussuchen könnten. Doch wie für alle wißbegierigen Interessenten herrscht auch hier „die Tragödie der Quantität", wie es Umberto Eco in seinem Streichholzbrief „Eine Zukunft für das Buch" (Streichholzbriefe. München 1990, S. 6) ausführt: „Viele Bücher bedeuten viele Ideen, aber zu viele Bücher verwirren die Ideen, da man nicht mehr weiß, wo man anfangen und wie man auswählen soll." Angesichts dieser Aussage war es mir wichtig, dieses Buch so zu konzipieren, daß es Verwirrung eingrenzt und Informationen bündelt: Ich habe versucht aufzuzeigen, wo man anfangen kann und wie man auswählen kann, wenn man auf dem Gebiet der Prävention arbeiten möchte. In diesem Sinne hoffe ich, daß das vorliegende Buch anregende Impulse zu geben vermag.

Berlin, Februar 1992   Wolfgang Wendlandt

Inhaltsverzeichnis

Teil 1
Einführung und Überblick 1

Problemstellung: Vorbeugen ist besser als Heilen 2
Zu den Inhalten des Materialienbandes 2
Leserkreis und didaktische Konzeption des Materialienbandes 3
Zielsetzungen des Materialienbandes 3
Zur Entstehung und zum Einsatz der Materialien 4

Teil 2
Materialien zur Früherkennung und Beratung 7

Wie Kinder sprechen lernen 8
M 1 Der Sprachbaum: Sprechen als Ergebnis einer positiven
 Gesamtentwicklung 8
M 2 Die Bedeutung der Umwelt für die Sprachentwicklung 18

Zum Ablauf der Sprachentwicklung 20
M 3 Zeitlicher Ablauf 20
M 4 Sprachpyramide 22
M 5 Kriterien für eine altersgemäße sprachliche Entwicklung 27

Hören und Sprechen 29
M 6 Entwicklung des Gehörs: zeitlicher Ablauf 29
M 7 Bedeutung des Hörens für die Sprachentwicklung 31

Störungen des Sprechens und der Sprache, Stimmstörungen 34
M 8 Unterscheidungsmerkmale von „normaler" und „gestörter"
 Sprachentwicklung 34
M 9 Überblick über Störungen des Sprechens und der Sprache:
 Fachausdrücke, Beschreibungen, Schaubild 37
M 10 Dyslalie, Dysgrammatismus, Sprachentwicklungsstörung 43
M 11 Stottern: Unterscheidungshinweise zur „altersgemäßen
 Sprechunflüssigkeit", zum „beginnenden Stottern"
 und zum „chronischen Stottern" 45
M 12 Kindliche Stimmstörungen 49

Ursachen von Störungen des Sprechens und der Sprache 51
M 13 Ich bin doch nicht schuld – oder? 51
M 14 Vier Ursachenbündel 53

Sprachförderung 56
M 15 Allgemeine Hinweise zur Unterstützung des Sprechenlernens 56
M 16 Wie man sprachgestörte Kinder in ihrer Kommunikation fördern kann . . 60
M 17 Was man bei sprachgestörten Kindern lieber nicht tun sollte 66
M 18 Was Eltern immer wieder fragen 70
M 19 Hinweise für Eltern und Erzieher stotternder Kinder:
      Ein Beratungsbrief 74

Sprachauffälligkeiten bei ausländischen Kindern 83
M 20 Was man über den Spracherwerb bei ausländischen Kindern wissen muß 83
M 21 Wie man zwei- und mehrsprachig aufwachsende Kinder mit Störungen
      des Sprechens und der Sprache fördern kann 87

Fachleute, Institutionen, Finanzierung 92
M 22 Wer hilft dem sprachgestörten Kind und seinen Eltern? 92
M 23 Zur Finanzierung sprachtherapeutischer und beraterischer Maßnahmen 94

Literatur ....
M 24 – M 28 Literaturlisten 96

Teil 3
Übungen für die Gruppenarbeit 97

Übung 1 „Gießkannenspiel" 97
Übung 2 „Zeitlupensprechen" 98
Übung 3 „Buchredner" 99
Übung 4 „Wie alt ist das Kind?" 101
Übung 5 „Hochgeschwindigkeitssprechen" 101
Übung 6 „Die Bieftäger tommt" 102
Übung 7 „Mit Absicht stottern" 103
Übung 8 „Brotumtausch" 104
Übung 9 „So nicht!" 105
Übung 10 „Noch einmal mit eigenen Worten" (Reformulieren) 107
Übung 11 „Die verbesserte Wiederholung I" 108
Übung 12 „Die verbesserte Wiederholung II" 109

Teil 4
Erfahrungen mit einer präventiven Neuorientierung 111

Elternabende, Veranstaltungen, Vorträge 111
Zweisprachig aufwachsende Kinder 113
Persönliche Stellungnahmen 113
Schlußbetrachtungen 114

Literatur 111

M 24 Literaturhinweise zu allgemeinen Erziehungsfragen 116
M 25 Literaturhinweise zu den Bereichen: Sprache, Hören,
 Sprachentwicklung, Sprechenlernen, Störungen des Sprechens
 und der Sprache, Stimmstörungen und Sprachförderung 116
M 26 Literaturhinweise zum Bereich „Kommunikationsstörung Stottern" ... 117
M 27 Literaturhinweise zur Arbeit mit ausländischen Kindern und deren
 Familien 118
M 28 Literaturhinweise zum Thema Prävention – Früherkennung und
 Frühförderung 119

Sachverzeichnis 121

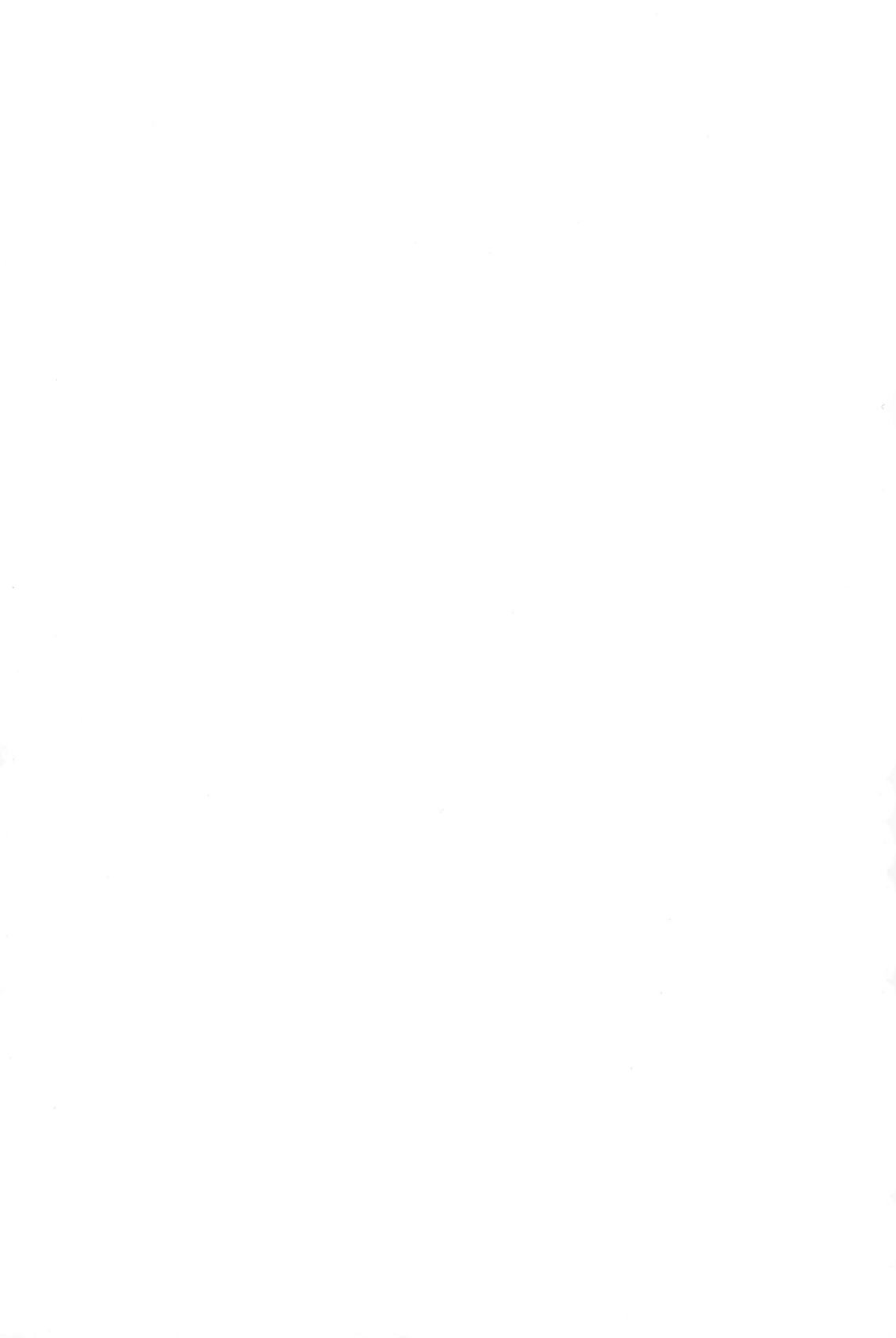

Teil 1
Einführung und Überblick

Im ersten Teil des Buches werden Notwendigkeit und Bedeutung einer präventiv orientierten Arbeit mit sprachauffälligen Kindern und deren Eltern erläutert. Die Materialien aus dem Hauptteil des Buches (Teil 2) werden vorgestellt, ihre Konzeption und ihre Ziele beschrieben, und es wird ausgeführt, für welche Lesergruppen die Materialien besonders geeignet sind. Abschließend wird über die Entwicklung der Materialien und ihren bisherigen Einsatz berichtet.

Problemstellung: Vorbeugen ist besser als Heilen

In den letzten Jahren ist ein zunehmendes Interesse an Fragen der Früherkennung von Auffälligkeiten und Störungen im Kindesalter zu verzeichnen. Auf dem Gebiet der Logopädie und Sprachheilpädagogik hat dies zu verstärkten Bemühungen um sprachauffällige Kinder im Vorschulalter geführt. Mit Besorgnis wird bei dieser Altersgruppe die steigende Zahl von Störungen des Sprechens und der Sprache registriert. Fachleute wie LogopädInnen, SprachheillehrerInnen, Sprachtherapeut-Innen, FachärztInnen für Hals-Nasen-Ohren-Heilkunde und PhoniaterInnen sowie fachkundige PsychologInnen haben mittlerweile beträchtliches Wissen darüber angesammelt, wie Sprachstörungen bereits im Vorschulalter differenziert diagnostiziert und wie eine gezielte sprachliche Frühförderung der Kinder durchgeführt werden kann. Dabei ist auch deutlich geworden, daß das Expertenwissen an Laien weitervermittelt werden muß, um unmittelbar nutzbar für die große Zahl der sprachauffälligen Kinder werden zu können. Denn was hilft Expertenwissen, wenn es nur in Spezialeinrichtungen und Praxen wirkt, aber nicht oder nur sehr vereinzelt im Umfeld der Betroffenen verfügbar ist, z. B. in der Familie oder im Kindergarten?

Viele Eltern nehmen die Sprachauffälligkeiten ihrer Kinder, selbst wenn diese für Außenstehende deutlich erkennbar sind, nicht wahr oder leiten viel zu spät Untersuchungen bzw. Fördermaßnahmen ein. Aber auch Vertreter psychosozialer und medizinischer Berufsgruppen, die in der Betreuung von Kleinkindern, Vorschulkindern und Schulkindern tätig sind, erweisen sich nicht selten als „Laien": So sind z. B. ErzieherInnen, SozialarbeiterInnen, Kinderärzte oder Kinderärztinnen, Vorklassenleiterinnen und PsychologInnen ständig gefordert, die Entwicklung eines Kindes zu beurteilen und Entscheidungen zu treffen (z. B. bei den Vorsorgeuntersuchungen, Kindergarten- und Schulreifeuntersuchungen, den späteren schulischen Reihenuntersuchungen und bei Gutachten über Kinder aus „Problemfamilien"). Dabei vermittelt die Ausbildung dieser psychosozialen und medizinischen Fachkräfte in der Regel keine detaillierten Kenntnisse und methodischen Fähigkeiten zur Erfassung von Sprachstörungen.

Ohne Zweifel sind heute Eltern sowie psychosoziale und medizinische Fachkräfte als neue Zielgruppen für eine gezielte „Prävention", „gesundheitliche Aufklärung" und „Öffentlichkeitsarbeit" ins Blickfeld gerückt. Diese neuen Aufgabenbereiche werden von der Logopädie und Sprachheilpädagogik für ihr eigenes Fachgebiet allmählich mit Leben gefüllt. Der hier vorliegende Materialband will dazu einen Beitrag leisten.

Zu den Inhalten des Materialienbandes

Der Materialienband umfaßt eine Reihe von in sich abgeschlossenen inhaltlichen Einheiten, die in leicht verständlicher Form Überblick und Orientierung geben zu den Bereichen:

„Wie Kinder sprechen lernen", „Zum Ablauf der Sprachentwicklung", „Hören und Sprechen", „Störungen des Sprechens und der Sprache: Überblick und Vertiefung", „Ursachen von Störungen des Sprechens und der Sprache", „Sprachförderung, Förderung der Kommunikation", „Sprachauffälligkeiten bei ausländischen Kindern", „Fachleute, Institutionen und Finanzierung", „Literatur".

Die aufgeführten Inhaltsbereiche sind in mehrere Einzelmaterialien untergliedert: Texteinheiten, Tabellen oder Schaubilder, die verschiedenartige Aspekte des jeweiligen Themenbereiches erhellen. Vor jeder Materialieneinheit finden die LeserInnen eine Kurzbeschreibung zum Inhalt, zu den Zielen und den Einsatzmöglichkeiten. Als zusätzliche Besonderheit ist ein Kapitel mit Übungen für die Gruppenarbeit angefügt: Mit ihrer Hilfe können Inhalte aus den einzelnen Materialien/Kapiteln spielerisch im Rahmen von z. B. Elterngruppen oder in Multiplikatorenschulungen vermittelt werden.

Leserkreis und didaktische Konzeption des Materialienbandes

Der Materialienband will die Kluft zwischen den Experten und den Laien dadurch schließen helfen, daß er wissenschaftlich fundierte Informationen über Sprache/Sprachstörungen/Sprachförderung aufbereitet und anschaulich vermittelt. Das Besondere ist also die thematische Auswahl und die didaktische Konzeption des Bandes. Statt eines Fachbuches wurde versucht, abgeschlossene Informationsbausteine für die Nutzung durch pädagogische und medizinische Berufsgruppen sowie für interessierte Laien und betroffene Eltern zu entwickeln, die in der Regel nur zufällig fachwissenschaftliche Literatur aus der Logopädie, Sprachheilpädagogik, Phoniatrie und Linguistik zu Rate ziehen bzw. sich nicht selten von der unüberschaubaren Informationsfülle der Fachliteratur erschlagen fühlen.

Gleichzeitig soll der Materialienband aber auch denjenigen LogopädInnen, SprachheilpädagogInnen, Phoniatern und anderen Experten auf dem Gebiet der Sprachstörungen als Arbeitshilfe dienen, die in ihrer eigenen Arbeit mit Eltern und Multiplikatoren (z. B. ErzieherInnen und SozialarbeiterInnen) Beratungs- und Informationsmaterialien einsetzen wollen und dafür geeignete Vorlagen suchen.

Für Studierende der Fachdisziplinen Logopädie, Sprachheilpädagogik/Sonderpädagogik, Psychologie, Sozialarbeit/Sozialpädagogik und Medizin sowie für verwandte Studienrichtungen bietet der Materialienband einen hilfreichen Einstieg in die behandelten Themen.

Zielsetzungen des Materialienbandes

Mit diesem Buch werden folgende Zielsetzungen verfolgt:

Aufklärung für interessierte Eltern

Eltern, die sich über die Entwicklung ihrer Kleinkinder informieren wollen, erhalten zum Bereich „Sprache/Sprechenlernen" hilfreiche Basisinformationen. Diese dienen zum einen der Förderung einer normalen Sprachentwicklung und zum anderen, im Sinne einer „pädagogischen Gesundheitserziehung", der Vorbeugung gegen Störungen des Sprechens und der Sprache.

Information und Entscheidungshilfe für betroffene Eltern

Eltern, die sich unsicher sind, ob Auffälligkeiten in der Sprachentwicklung ihrer Kinder vorliegen oder die bereits Sprachstörungen bei ihren Kindern feststellen, sollen durch das Buch Kriterien an die Hand bekommen, was als „normal" und was als „abweichend" in der Sprachentwicklung anzusehen ist, sollen für das sprachliche Verhalten ihrer Kinder und für den eigenen sprachlichen Umgang mit ihnen sensibilisiert werden. Und sie sollen Hilfestellungen an die Hand bekommen, um entscheiden zu können, ob eine Vorstellung ihres Kindes bei einem „Sprachexperten" sinnvoll ist.

Basisinformationen für Multiplikatoren

Für psychosoziale und medizinische Fachkräfte, die mit der Erziehung, Betreuung, Untersuchung und Begutachtung von Kindern zu tun haben (z. B. ErzieherInnen, VorklassenleiterInnen und KinderärztInnen), soll das Buch als Einführung und Orientierungshilfe dienen, womit grundlegende Kenntnisse zu den Themenbereichen „Sprache/Spracherwerb/Sprachstörung/-förderung" erworben werden können. Eine Sensibilisierung der Fachkräfte für diesen Inhaltsschwerpunkt, der in den eigenen Ausbildungsgängen oft zu kurz kommt, ist beabsichtigt.

Arbeitshilfen für Multiplikatoren

Materialien des Bandes können einzeln oder zu „Paketen" zusammengestellt von Multiplikatoren in ihrer Arbeit gezielt eingesetzt werden: z. B. ein Schaubild, das eine Erzieherin in ihrer Kindertagesstätte auf einem Elternabend als Anschauungsmaterial präsentiert, oder Informationsblätter, die eine Vorklassenleiterin an die Eltern ihrer Kinder verteilt, oder eine Beratungs- oder Informationseinheit, die ein Arzt, eine Sozialarbeiterin oder eine Psychologin der Mutter eines stotternden Kindes mit nach Hause gibt.

Arbeitshilfen für Experten auf dem Gebiet des Sprechens und der Sprache

Die im Buch zusammengestellten Materialien sollen den Prozeß der Informationsvermittlung erleichtern, den die Experten auf dem Gebiet des Sprechens und der Sprache bei ihrer Arbeit mit einzelnen und Gruppen, mit Eltern, Lehrern und anderen Multiplikatoren, mit Studierenden und Berufstätigen in der Fort- und Weiterbildung zu leisten haben. In diesem Sinne zielt das Buch auf eine didaktische Unterstützung der Aufklärungs- und Beratungsarbeit, der Pädagogik und Therapie von SprachheillehrerInnen, LogopädInnen und SprachtherapeutInnen, PsychologInnen in der phoniatrischen Diagnostik und Therapie, HNO-ÄrztInnen und Phoniatern und Atem-, Sprech- und StimmlehrerInnen.

Zur Entstehung und zum Einsatz der Materialien

Die Materialien sind in der „Arbeitsgruppe Prävention" entstanden und über mehrere Jahre hinweg in verschiedenen Praxisfeldern (Kindergarten, Jugendgesundheitsdienst, Kinderarztpraxis, Hochschule, Fort- und Weiterbildung) angewandt und immer wieder überarbeitet worden. Die Mitglieder der Arbeitsgruppe sind Logopäden bzw. Logopädinnen, Ärzte bzw. Ärztinnen für Hals-Nasen-Ohren-Heilkunde bzw. für Kinder- und Jugendpsychiatrie, Psychologen und ein Sozialarbeiter: Sie gehören zum Team der Beratungsstelle für Sprachbehinderte im Gesundheitsamt Reinickendorf und zur Fachhochschule für Sozialarbeit und Sozialpädagogik Berlin.

Als die Arbeitsgruppe entstand, waren alle von dem Wunsch erfüllt, Konzepte zur Aufklärung von Eltern und Multiplikatoren zu entwickeln und Informationsveranstaltungen vor Ort durchzuführen. Es sollte nicht mehr nur das Kind, „das bereits in den Brunnen gefallen war", im Blickfeld professionellen Handelns stehen. Vielmehr ging es darum, Laien (Eltern) und psychosoziale Helfer (z. B. Erzieher oder Erzieherinnen) zu befähigen, der Entstehung bzw. Weiterentwicklung von sprachlichen Auffälligkeiten und Folgebeeinträchtigungen angemessen entgegenzuwirken. Dazu sollte fachspezifisches Wissen durch Informationsveranstaltungen vor Ort und durch Ausgabe ansprechender Materialien vermittelt werden.

Im Juni 1988 führten wir den ersten unserer „Aufklärungsabende" in einer Reinickendorfer Kindertagesstätte mit ca. 20 Eltern und einer Reihe Erzieherinnen durch. Heute blicken wir mittlerweile auf eine große Anzahl an Informationsveranstaltungen zum Themenbereich Sprache/Sprachentwicklung/Sprachauffälligkeiten/Sprachförderung zurück, auf Elternabende und Dienstbesprechungen, Teamsitzungen und Fortbildungen. Die regelmäßige Manöverkritik nach unseren eigenen Veranstaltungen und die sich daraus ergebenden konzeptionellen Überlegungen führten zu einer fortlaufenden Verbesserung der Arbeitsmaterialien, die Grundlage unserer Öffentlichkeitsarbeit sein sollten. Dabei merkten wir (je verschiedenartiger unsere Zielgruppen wurden), daß unsere Informationseinheiten noch stärker empfängerorientiert ausgerichtet werden mußten: Eltern und Erzieher benötigten Informationseinheiten mit anderen Schwerpunkten als Kinderärzte oder Sozialarbeiter und Mediziner der Jugendgesundheitsdienste.

Als gesonderter zusätzlicher Inhaltsbereich ergab sich das Arbeitsmaterial zum Thema „Sprachauffälligkeiten bei zweisprachig aufwachsenden Kindern": Im Rahmen des Wissenschafts-Praxis-Projektes „Kommunikationsstörungen in der Migration", das der Autor in Berlin vor allem für türkische Mitbürger aufgebaut hat (vgl. hierzu Literaturangaben in M 27), wurde ein enormer Informationsbedarf zu diesem Thema deutlich, und zwar sowohl bei türkischen Familien als auch bei psychosozialen Fachkräften, die in der Ausländerarbeit tätig sind. Die erarbeiteten Materialien (M 20 und 21) informieren über wichtige Grundkenntnisse und Vorgehensweisen bezüglich dieser neuen Klientel der zweisprachig aufwachsenden Kinder. Diese Informationen wurden in der Logopädie, Sprachheilpädagogik und Phoniatrie bisher noch völlig unzureichend berücksichtigt.

Für uns ist es heute zur Selbstverständlichkeit geworden, präventive Aufgaben in unseren eigenen Arbeitsfeldern zu verwirklichen. Dabei können wir der großen Nachfrage nach Informationsveranstaltungen, die immer wieder an uns herangetragen wird, selber gar nicht mehr nachkommen. Aber wir sind davon überzeugt, daß andere „Sprachexperten" in gleicher Weise derartige präventive Maßnahmen in ihren eigenen Einrichtungen und Praxen, in klinischen Institutionen und im vorschulischen und schulischen Bereich erfolgreich umzusetzen vermögen. Wir hoffen, daß es ihnen gelingen wird, dieses neue Tätigkeitsfeld in ihrem Arbeitsalltag zu verankern. Und wir wären froh, wenn unser Materialienband hierfür ein anregendes Hilfsmittel sein könnte.

Teil 2
Materialien zur Früherkennung und Beratung

Der folgende Abschnitt umfaßt 28 in sich abgeschlossene Materialien-Einheiten: Texte, Tabellen und Schaubilder. Jede Einheit informiert über einen fest umrissenen Inhaltsbereich und kann allein oder in Kombination mit anderen Einheiten verwendet werden.

In den Materialien wurde versucht, die wissenschaftlichen Erkenntnisse zu den einzelnen Inhaltsbereichen so aufzubereiten, daß sie auch für den Laien nachvollziehbar sind.

Wie Kinder sprechen lernen

M 1

Sprachbaum: Sprechen als Ergebnis einer positiven Gesamtentwicklung

Inhalt:

Der „Sprachbaum" (Abb. 1) verdeutlicht, daß sich die Sprache des Kindes (Krone) mit ihren drei Bereichen (Artikulation, Wortschatz, Grammatik) nur dann entwickeln kann, wenn eine Reihe grundlegender Fähigkeiten angemessen ausgebildet ist (Wurzeln: z. B. das Sehen, Hören und die Feinmotorik) und bereits Sprachverständnis und Motivation zum Sprechen (Stamm) vorliegen. Dabei entfaltet sich der Baum nur dann, wenn genügend Wärme und Licht vorhanden sind (Sonne: Akzeptanz und Liebe in der Familie) und das lebensnotwendige Wasser (die tägliche Kommunikation mit dem Kind) genügend Nährstoffe (Sprachanregungen) enthält.

Ziel:

Die Materialeinheit soll Grundkenntnisse zum Thema „Sprache", „Sprechen lernen", „Sprachentwicklung" vermitteln und die Bedeutung der Umwelt für den Erwerb der Sprache anschaulich darstellen: Das Einwirken auf „fehlerhafte" Sprache (verkümmertes Blattwerk) ist wenig erfolgversprechend, wenn nicht vorher die grundlegenden Voraussetzungen zum Sprechenlernen (s. Wurzeln und Stamm) erworben bzw. gefestigt werden.

Einsatzmöglichkeiten:

Die Materialeinheit kann für alle Zielgruppen eingesetzt werden: Eltern, Multiplikatoren und Fachleute. Auch ohne den Begleittext ist das Schaubild allein gut verwendbar. Es sollte schrittweise entwickelt statt als Ganzes vorgegeben werden.

Dieser Baum will als Metapher verstanden werden!
Mit seiner Hilfe wird versucht, psychosozialen Helfern und Eltern das Prinzip der Sprachentwicklung zu vermitteln. Die Laute, Worte und Satzmuster, die in der Baumkrone verwendet sind, stellen lediglich Beispiele dar.

Überblick

Die Sprachentwicklung des Kindes läßt sich anhand des Schaubildes „Der Sprachbaum" (Abb. 1) veranschaulichen:

Das Kind verfügt nicht von Anfang an über „Sprache": Sie entwickelt sich langsam und in einer bestimmten Abfolge – wie eine kleine Pflanze, die zum Baum

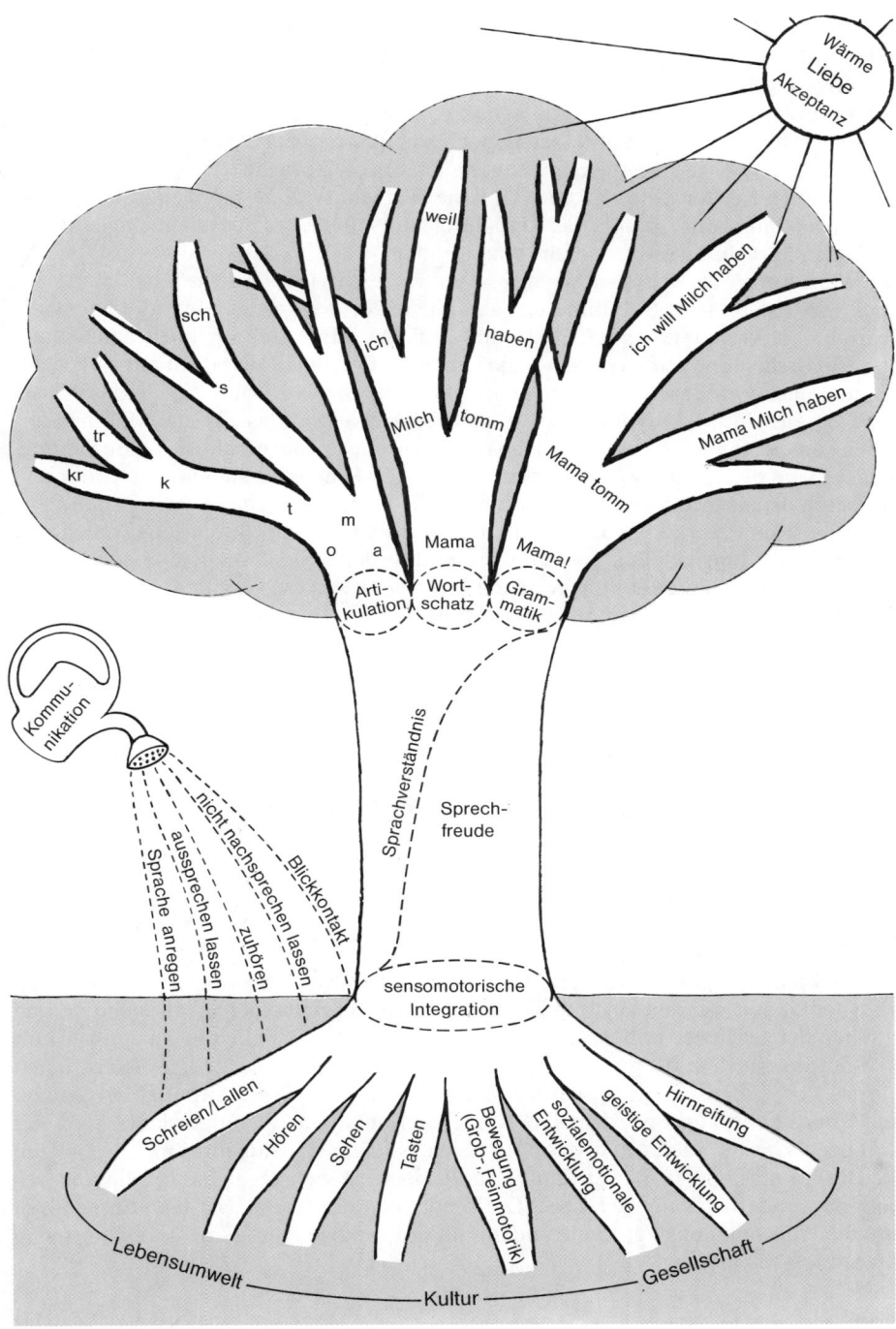

Abb. 1 Schaubild: Der Sprachbaum

wird. Zuerst müssen die Wurzeln wachsen und festen Halt im Boden finden, dann entwickelt sich der Stamm, um später eine ausladende Krone entfalten zu können. Die Krone soll in unserem Schaubild die ausgebildete Sprache darstellen, die sich untergliedert in die Bereiche „Wortschatz", „Artikulation" und „Grammatik". Der Stamm symbolisiert die Voraussetzungen, nämlich das Sprachverständnis und die Sprechfreude, die gegeben sein müssen, damit sich die Sprache (die Äste und Zweige der Krone) ausdifferenzieren kann. Und die Wurzeln symbolisieren zugrundeliegende Entwicklungsprozesse, die das Kind durchlaufen muß, um über die Fähigkeiten zu verfügen, Sprache zu erwerben und anzuwenden.

Was wäre ein Baum ohne ausreichendes Licht und Wärme? Er bliebe ein mickriges Pflänzchen. So müßte es auch einem Kind ergehen, ohne die liebevolle Wärme und Akzeptanz seiner Eltern und Erzieher, ohne Geborgenheit und Schutz, ohne Sicherheit und Fürsorge. Aber die Umwelt ist für den Baum nicht nur wegen des Lichtes und der Wärme wichtig; er ist auch auf tägliche Nährstoffe, auf Wasser angewiesen. „Wasser" symbolisiert in unserem Schaubild das tägliche Miteinanderreden, das Kommunizieren und sich sprachlich oder nichtsprachlich In-Beziehung-Setzen. Und die „Erde" soll die Lebensumwelt des Kindes darstellen, die Kultur und Gesellschaft, die grundlegenden Einfluß auf die Entwicklung des Kindes haben.

Eltern und Erzieher können durch die Art, wie sie mit ihrem Kind reden, die Sprachentwicklung „gießen", sie anregen und fördern. Sie können aber auch, wenn das Wasser ausbleibt oder im Übermaß fließt oder wenn es „vergiftet" ist, den Baum verkümmern lassen, so daß Teile der Krone sich erst gar nicht entwickeln können oder aber verdorren bzw. absterben.

Wurzeln

Eine normale Sprachentwicklung setzt voraus, daß das Kind eine Reihe von Entwicklungsprozessen – in unserem Schaubild als Wurzeln symbolisiert – erfolgreich durchläuft und dabei grundlegende Fähigkeiten erwirbt und zunehmend erweitert: Die wichtigsten „Wurzeln" lassen sich drei Bereichen zuordnen:

Sensomotorische Entwicklung

Entwicklung des Hörens

Kinder können schon im Mutterleib hören. Aber erst ab dem vierten Lebensmonat nach der Geburt wenden sie ihren Kopf oder Körper gezielt einer Schallquelle zu, und erst ab dem siebten Lebensmonat beginnen sie die Fähigkeiten zu entwickeln, fremde, aber auch selbst produzierte Laute nachzuahmen. Ein wichtiges Alarmsignal für das Vorhandensein einer Schwerhörigkeit kann zu diesem Zeitpunkt bereits von den Eltern beobachtet werden: Die Kinder hören auf zu lallen oder lallen sehr viel weniger als bisher. Denn ab dem siebten Lebensmonat sind nun nicht mehr weiterhin die Berührungsreize (z. B. von Zunge und Lippen) ausschlaggebend für die Lallproduktion, sondern das eigene Hören: Die Kinder benötigen jetzt das Sich-selbst-Hören und die Wahrnehmung der Laute anderer als notwendige Anregung für den Fortgang der Sprachentwicklung.

Entwicklung der Bewegungsfähigkeit/Motorik

Zum Sprechen sind zielgerichtete Mund- und Zungenbewegungen erforderlich, die geplant und willentlich gesteuert werden müssen. Diese komplizierten Bewegungsabläufe verlangen eine feine Abstimmung unterschiedlicher Muskelgruppen aufeinander. Die Fähigkeit zu einer derartigen „Feinmotorik" kann vom Kind allerdings erst erworben werden, wenn es vorher seine gesamte Muskulatur trainieren konnte und es zur Entfaltung seiner „Grobmotorik" gekommen ist:

– *Grobmotorik:* Säuglinge bewegen sich ständig, zappeln, strampeln, drehen sich, der gesamte Körper wird fortlaufend in unterschiedliche Körperpositionen gebracht. Noch lange bevor Kinder ihr erstes Wort sprechen, krabbeln sie, richten sich auf, machen Lauf- und Kletterversuche – sie entwickeln Kraft und trainieren ihre Muskulatur und die Beweglichkeit ihrer Gelenke.

– *Feinmotorik:* Durch den größeren Bewegungsradius, den die Kinder mit der zunehmenden Entwicklung ihrer Grobmotorik erhalten, sind sie in der Lage, viele Gegenstände zu erreichen, die sie interessieren: Sie beginnen, gezielt nach Dingen zu greifen, sie zu umfassen, zu berühren, sie zu bewegen. Die Feinmotorik entwickelt sich. Aber nicht nur Hände und Finger erforschen die Umwelt, Kinder „begreifen" auch mit dem Mund, stopfen Gegenstände hinein und erspüren bzw. ertasten sie. Immer besser können sie Bewegungen fein aufeinander abstimmen, Berührungsreize blitzschnell entschlüsseln, die Kraft, die zum Einsatz von Bewegungen notwendig ist, fein dosieren und später mit Hilfe des Tastsinnes (z. B. von Zunge und Lippen) in Sekundenbruchteilen die für die Aussprache richtigen Stellungen und Spannungszustände der Mundmuskulatur herstellen.

Ausbildung der Stimme durch das Schreien

Die Stimme entfaltet sich mit dem ersten Schreien des Neugeborenen. Der Säugling schreit oft und anscheinend gerne. Die Stimmbänder erhalten ihre Funktion als „Tongeber", werden ständig trainiert. Was zunächst als „grundloses" Schreien erscheint, das wir uns vielfach nicht erklären können, gewinnt für uns bald Bedeutung: Der Säugling schreit, z. B. weil er Hunger hat, weil er allein ist oder ihn Bauchschmerzen plagen. Dabei lernt er, daß sein Schreien bestimmte Reaktionen in der Umwelt auslöst, z. B. daß die Mutter kommt, wenn er schreit, ihn streichelt oder hochhebt und mit weicher Stimme Laute von sich gibt. So entwickeln Mutter und Säugling ihre erste „stimmliche Kommunikation", mit der sich ihre zwischenmenschliche Beziehung weiterentwickelt – auch als sozialemotionale Entwicklung (s. unten) bezeichnet.

Lallphase

Der Phase des kindlichen Schreiens folgt eine lange Lallphase, die besonders lustbetont ist. Die Kinder jauchzen und gurren, bilden lange Ketten gleicher Laute oder verknüpfen verschiedene Laute miteinander. Wir haben es verlernt, das leichte Kitzeln im Mundbereich zu spüren, wenn wir mit unserer Zungenspitze den Gaumen berühren. Säuglinge aber genießen es, sich an immer wieder neuen Stellen im Mund mit der Zunge zu berühren (taktiler Reiz) und produzieren so – neben den lustvollen Schmatzlauten – all diese vielfältigen Laute: viel mehr als es sie in der Muttersprache gibt.

Sehen

Die optische Wahrnehmungsfähigkeit ist ebenfalls eine wichtige Voraussetzung für den Beginn der Sprachentwicklung. Kinder entdecken mit den Augen nicht nur ihre nähere und weitere Umgebung und erobern sich damit ihre Umwelt. Sie gucken auch die Mundbilder der Erwachsenen, die Stellungen ihrer Lippen beim Sprechen ab und versuchen, diese nachzuahmen. Die Bedeutung des Sehens für die Sprachentwicklung zeigt sich darin, daß ein hoher Prozentsatz aller blinden Kinder eine Sprachentwicklungsverzögerung aufweist: Durch die eingeschränkte Wahrnehmungsfähigkeit ist auch ihr Wortschatz eingeschränkt – sie können viele Dinge ihrer Umwelt nicht erfassen, was sich eben nicht nur auf das Ablesen der richtigen Mundstellung bezieht (dies ist notwendig für die Ausbildung einer altersgemäßen Artikulation).

Tastsinn

Es ist bereits deutlich geworden, daß Kinder nicht nur über das Hören und Sehen ihre Umwelt erfassen und Sprechen erlernen. „Wahrnehmung" heißt immer auch „fühlen" und „spüren": Wir nehmen wahr auch über die Haut, z. B. mit den Fingerkuppen, mit der Zunge und mit den Lippen. Wir erspüren die Temperatur, noch bevor wir ein heißes Objekt berühren. Wir entschlüsseln, ob ein Gegenstand glatt oder porös ist, fest oder weich. Wir spüren die Kraft, die wir bei Bewegungsabläufen mobilisieren, registrieren das sich ständig wandelnde Spiel zwischen Festigkeit und Lockerheit unserer Muskulatur. Und wir reagieren blitzschnell auf Druck, der zu stark wird oder der unerwartet auf einen Körperteil einwirkt. Der Tastsinn ermöglicht es dem sprechenlernenden Kind, den kleinen Unterschied beim Bilden der Laute „b" und „p" zu unterscheiden, den Druck der Zunge beim „t" kürzer und stärker zu dosieren als beim „d", das Vibrieren der Lippen beim „w" zu spüren und diesen Laut vom „f" zu unterscheiden, wobei eben nicht nur das Hören, sondern auch das muskuläre Empfinden zentrale Bedeutung hat. Tastsinn und Bewegungsempfindungen unterstützen also als ganz wesentliche Wahrnehmungskanäle den Lernprozeß beim Sprechenlernen. Dabei kann sich das gesunde Kind auf seine Fähigkeit verlassen, die Lage und die Bewegungsrichtung von Körperteilen zueinander ständig (unbewußt) zu registrieren und blitzschnell zu steuern (z. B. die Position der Zunge zu den Lippen bzw. zum Öffnungswinkel von Ober- und Unterkiefer; Fachleute sprechen hier von „kinästhetischen Empfindungen").

Sozialemotionale Entwicklung

Über die Art, wie der Säugling gepflegt und versorgt wird, wie sich die Mitmenschen mit ihm beschäftigen, ob sie ihn streicheln und zärtlich zu ihm sind, mit ihm spielen und reden, seine Bedürfnisse erkennen und erfüllen, seinen Wunsch nach Kontakt berücksichtigen, über die Art, wie befriedigend all diese zwischenmenschlichen Begegnungen stattfinden, entwickeln sich beim Säugling seine Grundhaltungen zur Umwelt und zu seinen Mitmenschen: Er wird den Menschen Vertrauen entgegenbringen und die Welt aktiv mitgestalten können, wenn er sich in den ersten Lebensmonaten und -jahren emotional angenommen fühlen konnte und Vertrauen und Geborgenheit erfahren hat.

„Sprechen" bedeutet immer, Beziehungen zu anderen Menschen eingehen zu können und sich aktiv der Umwelt zuzuwenden. Diese Fähigkeit zum sozialen Kontakt lernt das Kind in der frühen Eltern-Kind-Beziehung, die maßgeblich für die Ausbildung seines Gefühlslebens (seiner Emotionen) ist.

Geistige Entwicklung/Hirnreifung

Mit dem Wachstum des Säuglings reift von Monat zu Monat sein Gehirn. Die geistigen Fähigkeiten entfalten sich zunehmend, z. B. wahrgenommene Dinge wiederzukennen, sich an sie zu erinnern, ähnliche Dinge zu unterscheiden, bestimmte Begriffe bestimmten Dingen zuzuordnen oder Bedeutungen von Mienen und Gesten zu erfassen. Begabungen werden mit der Zeit deutlich, ebenfalls die Auswirkungen der geistigen Lernprozesse, die durch Eltern und andere wichtige Bezugspersonen angeregt werden.

Erst wenn alle Fähigkeiten und Entwicklungsprozesse, die hier bislang einzeln aufgeführt wurden, miteinander in Beziehung gesetzt werden können, erst wenn das Kind die zunächst einzeln trainierten Sinnesbereiche (z. B. Hören, Sehen, Tasten) mit seinen Bewegungsmöglichkeiten und seinem Denken verknüpfen kann, um z. B. einzelne Körperteile gezielt zu bewegen und zweckgerichtet zu handeln, erst wenn diese *sensomotorische Integration* stattgefunden hat, ist das Kind in der Lage, Sprache (störungsfrei) zu erwerben.

Beispiel:
Klaus, 7 Monate, ißt einen Keks. Was mußte er alles tun, um an diese Schleckerei zu kommen?
Er mußte zwischen dem Geklappere seiner Bauklötze das Geräusch wahrnehmen, das der Keks beim Aufschlagen auf die Glasplatte gemacht hatte, mußte seinen Kopf gezielt zum Glastisch drehen, an dem die Mutter mit vollen Händen gerade das Geschirr hinaustragen wollte, mußte das braune runde Ding auf der Glasplatte als Keks erkennen, sich an diesen Keks als ganz besonders lecker erinnern, sich auf Händen und Knien schnell zum Tisch umdrehen, dort hinkrabbeln, die Mutter anschauen, ihr Lächeln als Zustimmung für sein Vorhaben deuten, mußte sich aufrichten, mit der linken Hand die Tischkante halten, den rechten Arm heben, ihn strecken, um mit der rechten Hand an den Keks zu kommen, mußte, als er ihn nicht fassen konnte, die Körperstellung verändern, den Oberkörper noch weiter nach vorne neigen, die Augen genau auf den Keks fixieren, die Finger der rechten Hand öffnen, einschätzen, daß die Entfernung noch immer zu groß war, mußte noch einmal ein Schrittchen zur Seite ruckeln, sich dabei mit der linken Hand auf der Glasplatte abstützen, um sie dann wieder mit Haltegriff um die Tischkante zu legen, mußte nun wieder die rechte Hand strecken, Daumen und Zeigefinger spreizen, mußte wissen, wie die Kraft der Finger zu dosieren ist, daß der Keks nicht gleich durch zu viel Druck zerbröselt, andererseits aber auch nicht gleich wieder den Fingern entgleitet, mußte den rechten Ellenbogen beugen, den Arm zum Mund bewegen, den Mund öffnen, die Hand mit dem Keks in den Mund zielen, abbeißen, ohne dabei die Finger zu erwischen.

Die hier aufgeführten Entwicklungsprozesse, die das Kind durchläuft, und die sich dabei ausbildenden Fähigkeiten (hier als „Wurzeln" bezeichnet) sind natürlich nicht nur für die Sprachentwicklung beim Säugling und Kleinkind von Bedeutung. Sie beeinflussen maßgeblich den Umgang mit Sprache und Kommunikation über die gesamte Lebensspanne hinweg. Und sie betreffen darüber hinaus nicht nur die Bereiche „Sprache" und „Sprechen", sondern die gesamte seelische und geistige Entwicklung eines Menschen, seine Persönlichkeit und seine Einbettung in der Gesellschaft.

Stamm

Sprechfreude

Kinder sind neugierig und unternehmungslustig. Sie versuchen nicht nur, alle Dinge in den Mund zu nehmen, sie nehmen auch unsere Wörter und Laute in den Mund, versuchen sie nachzuahmen, plappern drauflos, noch ohne die Wörter oder Silben zu verstehen. Sie lassen einzelne Laute und Geräusche auf der Zunge zergehen, so als spielten sie „Äffchen" oder „Papagei", und wiederholen vieles, was sie hören. Sie verhalten sich „echolalisch", wie Fachleute sagen würden. Dies ist in den ersten zwei Lebensjahren ein aktiver Schritt zum Sprechenlernen.

In diesem Alter bereitet es dem Kind großes Vergnügen, Wörter und Satzgebilde zu lernen: Es strahlt, wenn es „Nane" gesagt hat und die Mutter prompt die Banane reicht. Es jauchzt aufgeregt „ham, ham", um dem Vater zu signalisieren, daß es das Spielzeug haben will. Die Kommunikationsfähigkeit des Kindes entwickelt sich rapide, wenn seine Sprechversuche Erfolg haben, wenn sich Eltern und andere wichtige Bezugspersonen auf das kindliche Bemühen einlassen und die Sprechabsichten – und seien sie noch so unvollkommen – freudig aufgreifen.

Und so wächst, auf dem sicheren Fundament einer ständig „vorauseilenden" Sprechfreude, die Sprache des Kindes und seine Fähigkeit, Kommunikation zu gestalten.

Sprachverständnis

Beim Kind ist die Fähigkeit, Sprache zu verstehen, viel eher ausgebildet als die Fähigkeit, selbst zu sprechen. Es begreift die Bedeutung einzelner Wörter (z. B. „Ball", „holen"), noch ehe es sie selbst aussprechen kann, und handelt aufgrund des Gehörten zielgerichtet (z. B. bringt es den Ball, wenn die Mutter sagt: „Hol' den Ball!"). Wir kennen diesen Sachverhalt als Erwachsene, wenn wir im Ausland die Menschen verstehen können, weil wir einen großen passiven Wortschatz haben, aber keine richtige Unterhaltung zustande bringen, weil unser aktiver Wortschatz dazu nicht ausreicht.

Das Sprachverständnis entwickelt sich beim Kind, indem es Neugier und Interesse an seiner Umwelt zeigt und indem sich seine Mitmenschen ihm im Kontakt zuwenden.

Krone

Um das erste Lebensjahr herum werden die ersten Laute gezielt gebildet. Das sind diejenigen, die sich vom Mund leicht ablesen lassen und die vom Kind selbst leicht zu bilden sind, also z. B. „m" und „p". Diese Laute werden in der Regel zu den ersten Worten „Mama" und „Papa" verbunden. Für einige Zeit sind diese ersten Einzelworte auch gleichzeitig Sätze. Also: Ein Kind sagt „Mama" und kann damit meinen: „Mama, komm zu mir" oder „Mama, ich habe Hunger" oder „Mama, ich will mit dir spielen". Die Bedeutung dieser „Einwortsätze" entnehmen wir dem Stimmklang, der Mimik und Gestik sowie der Situation, in der sie gesagt werden. In der weiteren Sprachentwicklung bildet das Kind immer mehr Laute und immer längere Sätze, wie „Mama, komm" oder „Mama, Milch haben". Bis ca. zum dritten Lebensjahr lernt das Kind Pronomen zu bilden, z. B. „Ich", so daß Sätze gebildet werden können, die mit

„Ich will" beginnen. Wie in der gesamten Sprachentwicklung ist auch jetzt der passive Wortschatz wesentlich größer als der aktive. Das Kind kann fast alles verstehen, sofern die Sprachäußerung dem Sprachniveau des Kindes angepaßt ist.

Die drei Bereiche der Krone, Artikulation, Wortschatz und Grammatik, entfalten sich dabei nebeneinander und wachsen in der Regel mit einem beachtlichen Tempo. In seiner Artikulation (Aussprache) gelingt es dem Kind zunehmend besser, die Laute seiner Muttersprache richtig zu bilden. Dabei werden zuerst die Laute beherrscht, die im vorderen Mundbereich geformt werden, dann diejenigen des mittleren (z. B. „l", „n" und „t") und später diejenigen Laute und Lautverbindungen (z. B. „kr" und „gl"), die im hinteren Mund- und Rachenbereich entstehen. In seinem Wortschatz nimmt das Kind anfangs nur Begriffe von Dingen auf, die es anfassen kann und täglich wahrnimmt. Allmählich werden auch Dinge benannt, die sich außerhalb seiner unmittelbaren Reichweite befinden (z. B. „Himmel"), die es nicht anfassen kann (z. B. „Arbeit") oder die abstrakte Bezeichnungen sind (z. B. „liebhaben"). Die Gliederung und Form seiner Äußerungen (Grammatik) entwickelt sich von kurzen Wortaneinanderreihungen (Ich Milch haben), zu längeren Satzbildungen mit Nebensatzkonstruktionen, die zunehmend mehr den Regeln unserer Muttersprache entsprechen.

Ausführliche Informationen über den Umfang und die zeitliche Abfolge der Sprachentwicklung finden sich in den Materialien M 3 und M 4.

Sonne

Das Symbol von Licht und Wärme verdeutlicht, daß ein Baum, auch wenn er die Anlage zu einem wahren Prachtexemplar in sich trüge, nie allein aus sich heraus wachsen würde. Auch das Kind braucht Liebe und Zuneigung, um sich entfalten zu können. Bei Störungen in der Sprachentwicklung muß herausgefunden werden, wie es um die „Sonnenstrahlung" steht: Herrschen als bestimmendes Klima in der Familie „Blitz und Donner" vor oder ein ständig „verhangener Himmel"? Oder droht das Kind aufgrund einer ständigen Überversorgung und Bevormundung an Liebe zu ersticken? Zu viel „Hitze" schadet der Sprechfreude: Der notwendige Lernprozeß, über eigenes Herumprobieren und Fehlermachen sprachliche Erfahrungen sammeln zu können, kommt zu kurz.

Gießkanne

Kinder lernen sprechen, weil Erwachsene mit ihnen reden. Erst durch die tägliche Kommunikation mit dem Kind kann sich dessen Sprache entwickeln. Die Gießkanne mit ihrem Wasser soll als Symbol für ein sprachförderndes Verhalten der Eltern gelten. Hierzu gehören u. a.:

– Blickkontakt: Der Blickkontakt stellt eine Brücke zwischen Eltern und Kind her: Das Kind erfährt emotionale Nähe und Zuwendung. Und es kann mit seiner Hilfe Mundbilder (Artikulationsstellungen) ablesen und erhält damit (gewissermaßen vorbildhaft) Anregungen für die eigene Lautproduktion.

– Nicht nachsprechen lassen: Das Nachsprechenlassen von Lauten, bei denen Kinder Fehler machen, kann sie leicht auf diese Fehler festlegen und die Sprechfreude mindern. Daher sollte zunächst nicht die Form, in der Kinder etwas sagen, wichtig genommen werden, sondern der Inhalt.

– Zuhören: Es sollte genügend Zeit vorhanden sein, um zu erfassen, was die Kinder uns mitteilen wollen, auch wenn sie es sprachlich nicht gleich äußern können oder es nur sehr ungeschickt tun.

– Aussprechen lassen: Es ist wichtig, geduldig abzuwarten, was Kinder erzählen, nicht ihre Sätze zu unterbrechen und nicht vor dem Beenden ihrer Äußerungen bereits Verständnis zu signalisieren (z. B. durch schnelles Kopfnicken oder indem man den gewünschten Saft herüberreicht, noch ehe das Kind seine Bitte ausgesprochen hat).

– Sprachanregungen: Die Erwachsenen sollten deutlich und verständlich sprechen und in einer Ausdrucksweise, die dem Alter des Kindes gemäß ist. Sie sollten Gelegenheiten für Gespräche suchen, z. B. beim Essen, beim Spielen, beim Spazierengehen, und sie sollten dies tun, ohne selbst dabei zu viel zu reden. Auf diese Weise können Eltern ein gutes Sprachvorbild geben.

Ausführlichere Informationen darüber, wie die Sprachentwicklung des Kindes gefördert werden kann (M 15), wie man günstigerweise auf Störungen des Sprechens und der Sprache eingeht (M 16) und was man im Kontakt mit sprachgestörten Kindern lieber nicht tun sollte (M 17), finden Sie unter den angegebenen Informationsmaterialien.

Lebensumwelt, Gesellschaft, Kultur

So wie ein Baum im Erdreich verwurzelt ist und dort Halt und Nahrung findet, so ist auch das heranwachsende Kind eingebettet in seine unmittelbare Lebensumwelt: Kulturelle und gesellschaftliche Einflüsse vermitteln sich von früh auf in der Art der Erziehung und lassen das Kind einen Standort finden, an dem es sich in der Welt verankert fühlt und von dem aus es die Welt betrachtet. In diesem Sinne wird auch der Gebrauch der Sprache und ihre Ausgestaltung durch das Kind stets von der Lebensumwelt mitgeformt.

Zur Individualität eines jeden Baumes

Kein Baum gleicht dem anderen – jedes Kind hat seine eigene Individualität. Und auch die Sprachentwicklung verläuft von Kind zu Kind unterschiedlich. Die allgemeinen Entwicklungsabläufe sind zwar ähnlich, aber so, wie beim Laufenlernen, zeigen sich auch beim Spracherwerb individuelle Unterschiede im Entwicklungstempo (z. B. dem Zeitpunkt des Sprechbeginns) oder in der Art und Anzahl der ersten Wörter oder in der Häufigkeit des Sprechens.

Es ist wichtig, sich Klarheit darüber zu verschaffen, ob bei einem Kind, das „wenig" oder „schlecht" spricht, dies noch als völlig unproblematische Eigenheit seiner individuellen Sprachentwicklung angesehen werden kann oder ob es sich bereits um eine „Störung" handeln könnte. Auf jeden Fall macht der Sprachbaum deutlich, daß Störungen des Sprechens und der Sprache, die wir in der Krone erkennen (Störungen der Artikulation, des Wortschatzes und/oder der Grammatik) oft nur dadurch behoben werden können, daß man andere Partien des Baumes (die

Wurzeln, den Stamm) stärken muß. Oder daß man auf die jeweils individuellen Bedingungen, die der Baum in seiner Umgebung vorfindet, verändernd einwirken muß: z. B. den wolkenverhangenen Himmel oder das nährstoffarme Wasser.

Ein Beispiel soll dies zum Abschluß noch einmal verdeutlichen: Claudia reagiert empfindsamer als andere Kinder auf ein Zuviel an „Wasser", auf das ständige Reden ihrer Mutter, und läßt sich Zeit mit ihrer Sprachentwicklung. Sie hat spät mit dem Sprechen angefangen, ist insgesamt in ihrer Sprachentwicklung „zurück" und wirkt sehr wortkarg. Um ihrer Individualität gerecht zu werden, würde es wenig helfen, wenn die Mutter täglich mehrmals Wörter und Sätze üben ließe oder Kinderreime aufsagen würde. Es geht gerade nicht um ein Training von Artikulation, Wortschatz und Grammatik, es geht nicht darum, an den „verdorrten Blättern" oder an den „Ästen", die nicht wachsen wollen, herumzudoktern. Claudia geriete damit nur noch stärker unter Druck, richtig sprechen zu sollen, und würde spüren, daß ihre Mutter mit ihrem Sprechen unzufrieden ist. Für Claudias Mutter müßte es jetzt erst einmal darum gehen, ganz offen zu sein für Claudias individuelle Art, sich anderen mitzuteilen. Die Mutter sollte selbst weniger reden, ihr mehr Zeit lassen, ihr zuhören und damit Claudia mehr Raum zur eigenen Entfaltung geben. Es geht für den Erwachsenen darum, sich klarzumachen, daß in der Regel jedes Kind sich mitteilen möchte. Und daß es dies nur kann, wenn es wagt, Beziehungen zu den Menschen seiner Umgebung ohne Angst und Scheu aufzunehmen. Wir als Erwachsene können ihm dabei helfen, sich in seinen Beziehungen wohl zu fühlen.

Hinweis

Die Wissensvermittlung zum Themenbereich „Der Sprachbaum" kann durch folgende Gruppenübungen unterstützt werden:
– Übung 1: „Gießkannenspiel" (Teil 3, S. 97),
– Übung 2: „Zeitlupensprechen" (Teil 3, S. 98),
– Übung 3: „Bauchredner" (Teil 3, S. 99).

M 2

Die Bedeutung der Umwelt für die Sprachentwicklung

Inhalt:

Die Fähigkeit zu sprechen erwirbt das Kind, indem es die sprechenden Familienmitglieder als Vorbilder wahrnimmt und nachahmt. Vater, Mutter und andere Erziehungspersonen sind daher von großer Bedeutung für die Sprachentwicklung ihres Kindes. Auch wenn sich bereits Sprachauffälligkeiten zeigen, können die Eltern durch hilfreiche Anregungen den Erwerb richtigen Sprechens unterstützen. Dabei gilt, daß sprachgestörte Kinder keine körperlich kranken oder geistig behinderten Kinder sind, sondern ganz normale Kinder, deren individuelle Eigenheiten man berücksichtigen muß.

Ziel:

Der Text will dem Leser verdeutlichen, daß Sprache nicht vererbt wird, dem Kind nicht in die Wiege mitgegeben ist, sondern durch Familie und Erziehungspersonen dem Kind vermittelt wird.

Einsatzmöglichkeiten:

Der folgende Text ist
– für alle Zielgruppen geeignet,
– als grundsätzliche Einführung in das Thema „Spracherwerb" zu verwenden.

Überall auf der Erde kommen Kinder zur Welt, ohne daß sie sprechen können. Sie haben Augen zum Sehen, Ohren zum Hören und eine Stimme zum Schreien und Sprechen. Aber sie sprechen noch nicht. Sie müssen das Sprechen erst lernen. In Afrika lernen die Kinder eine andere Sprache als in Japan, in Rußland eine andere als in der Türkei, in Deutschland eine andere als in Indien. Aber wenn das indische Kind gleich von Anfang an in einer türkischen Familie großwerden würde, dann könnte es genauso gut türkisch sprechen wie seine türkischen Geschwister. Und das deutsche Kind, das von japanischen Eltern erzogen würde, könnte man in Japan nicht mehr an seinem Sprechen als Ausländer erkennen, sondern nur an seinen Augen, seiner Hautfarbe und seinem Körperbau. Ja, das Sprechen ist eine Fähigkeit, die das Kind von klein auf durch seine unmittelbare Umwelt lernt, die es von den Mitmenschen annimmt, die täglich mit ihm zu tun haben – oder, noch genauer ausgedrückt –, die täglich mit ihm sprechen. Durch das Vorbild von Eltern, übrigen Familienmitgliedern und Erziehern lernt das Kind all die vielen Laute und Wörter zu verstehen und nachzuahmen. Es speichert in seinem Kopf immer mehr an Begriffen und wird immer geschickter, die einzelnen Laute mit der Zunge und den Lippen zu bilden. So wie es täglich Nahrung und Getränke braucht, um zu wachsen, so braucht es auch täglich einen reich gedeckten Tisch von Worten und Lauten, von Stimmen und Tönen, von Liedern und Versen und Sätzen und Ermunterungen, um die komplizierte Welt des

Sprechens immer besser zu beherrschen und in seiner Sprachentwicklung Fortschritte zu machen.

Wenn es Probleme mit der Sprachentwicklung gibt, wenn Kinder nur sehr langsam sprechen lernen oder viele Worte noch nicht beherrschen, die Gleichaltrige schon längst können, wenn sie das Sprechen verweigern oder einzelne Laute (z. B. „k" oder „t") oder Lautverbindungen (z. B. „bl" oder „kr") nicht aussprechen können, dann muß der „Tisch anders gedeckt werden", dann muß das tägliche Sprachangebot verändert werden, wie man die Nahrung ein wenig umstellt für ein Kind, das Verdauungsstörungen hat. Das Kind, das Sprachprobleme zeigt, ist nicht krank, es braucht keine Tabletten, es braucht keine Operation an der Zunge, es braucht nur ein anderes „Menü" an Sprachanregungen, das auf seine individuellen Eigenheiten Rücksicht nimmt. Das kann für das eine Kind bedeuten, daß in seiner Familie die Sprachanregungen intensiver und häufiger sein sollten. Für ein anderes Kind kann es heißen, daß die Eltern dem Kind mehr Zeit und Ruhe für seine eigenen Äußerungen lassen sollten, ohne zu unterbrechen oder zu korrigieren. Das kann für ein drittes Kind bedeuten, daß es nicht gleich alles zugesteckt bekommt, wenn seine Augen aufleuchten oder seine Finger auf etwas zeigen, sondern daß die Familienmitglieder erst auf die kindlichen Wünsche reagieren, wenn es versucht, sich sprachlich auszudrücken. Einem vierten Kind täte ein gezieltes Wahrnehmungstraining bei einer Logopädin gut. Es gibt so viele Möglichkeiten, das Sprechenlernen zu fördern. Sprachstörungen sind zum Glück keine unveränderbaren körperlichen Auffälligkeiten, wie eine schiefe Nase oder ein gelähmtes Bein. Das wissen wir heute! Und wir wissen auch, welche Verhaltensweisen von Eltern und Familienmitgliedern sich günstig auf die Sprachentwicklung ihres Kindes auswirken! Wir haben dies in zwei gesonderten Kapiteln zusammengestellt (siehe M 15 und M 16). Und wir haben darüber hinaus aufgeschrieben, zu welchen Verhaltensweisen Väter und Mütter gerade bei sprachgestörten Kindern immer wieder verleitet werden, Verhaltensweisen, die – obwohl sie gut gemeint sind – sich verstärkend auf die Sprachauffälligkeiten auswirken („Was Eltern lieber nicht tun sollten": M 17).

Zusammenfassend läßt sich also sagen: Sprache wird gelernt, und Sprachauffälligkeiten können durch gezielte Anregungen verändert werden. Wichtig ist es, sich klarzumachen, daß eine Sprachstörung weder eine körperliche noch eine geistige Störung ist. Sprachauffällige Kinder sind genauso intelligent wie ihre gleichaltrigen Spielkameraden. Das bedeutet auch, daß sprachauffällige Kinder in ihrem Sprechen gut vorankommen können, wenn man sie gezielt fördert. Dabei sollten sich Eltern nicht scheuen, die Beratung von Fachleuten in Anspruch zu nehmen.

Zum Ablauf der Sprachentwicklung

M 3
Zeitlicher Ablauf

Inhalt:

Die Entwicklung des Sprechens wird in tabellarischer Form für den Zeitraum von der Geburt bis zum 6. Lebensjahr übersichtlich dargestellt (Tab. 1). Dabei werden für die jeweiligen Altersstufen diejenigen Fähigkeiten benannt, über die ein Kind in der Regel im Bereich der Sprachproduktion und des Sprachverständnisses verfügen sollte.

Ziel:

Die Informationseinheit will eine schnelle Orientierung über die wichtigsten Schritte der Sprachentwicklung ermöglichen. Die Altersangaben sollen dabei als durchschnittliche Anhaltspunkte für das Tempo der Sprachentwicklung verstanden werden.

Einsatzmöglichkeiten:

Ohne Einschränkung für alle Zielgruppen geeignet.

Tabelle 1 Zeitlicher Ablauf der Sprachentwicklung

Alter	Sprachäußerungen	Sprachverständnis
Neugeborenes	schreit	nicht prüfbar
bis 6 Monate	Baby „gurrt", „juchzt", „quietscht", „lallt". Beginnend mit Kehllauten, werden eine Reihe von Lauten in allen Artikulationszonen gebildet, oft Konsonantenverbindungen wie z. B. „kr".	nicht prüfbar
bis 10 Monate	Das Kind lallt Silben: „ba", „be"; es kommt auch schon zu Silbenverdoppelungen: „gaga".	Kind sucht (z. B. Kopfdrehung) Gegenstände bei Benennung.
bis 12 Monate	Es kommt zu Lall-Monologen: „babagadenama". Erstes „Mama" oder „Papa".	Kind reagiert auf seinen Namen und auf einfachste Aufträge, z. B.: „Gib es mir!"
12 Monate	Das Kind spricht zwischen 2 und 10 Wörter in Kindersprache: „Balla", „Wauwau", „Mimi" (Katze).	Es holt Sachen heran, wenn es aufgefordert wird.
bis 1,5 Jahre	Das Kind äußert sich in „Einwortsätzen". Es kann mit einem Wort feststellen, erbitten, fragen, antworten, z. B.: „Mama", „haben".	Einfache Anforderungen und Fragen werden verstanden.

Zeitlicher Ablauf

Alter	Sprachäußerungen	Sprachverständnis
bis 2 Jahre	Der aktive Wortschatz umfaßt 20 bis 50 Wörter. Neben Hauptwörtern werden auch schon Tätigkeitswörter und Eigenschaftswörter benutzt. Das Kind beginnt 2 und mehr Wörter zu Äußerungen zu verbinden: „Tür auf"/„Mama Tür auf". Erstes Fragealter mit Hilfe der Satzmelodie: „Tür auf?" Erste Körperteile werden benannt.	Der passive Wortschatz ist dem aktiven bereits weit voraus.
bis 2,5 Jahre	Der Wortschatz nimmt rapide zu. Das Kind verwendet erste Endungen für Tätigkeitswörter und auch schon erste Partizipien der Vergangenheit, ohne sich über die Bildung der Formen bewußt zu sein: „Ich nich slafen"/„ich nich eslaft". Erste Fragewörter („was", „wo") werden verwendet. Die Sprachlaute werden deutlicher; bei Anlautverbindungen („kl", „pl" usw.) hat das Kind noch erhebliche Schwierigkeiten. Erster Gebrauch der Ich-Form.	Das Kind kann das meiste von dem, was es hört, verstehen, sofern auf einem ähnlichen Sprachniveau gesprochen wird.
bis 3 Jahre	Die Artikulation von Anlautverbindungen wird zunehmend besser, schwierig sind jedoch drei Anlaute als Verbindung: „Pflaume" z. B. wird noch nicht artikuliert. Die Verwendung von Personalpronomen (ich, du, er usw.) wird sicherer, erste Präpositionen (*auf* dem Baum) tauchen auf und auch Hilfsverben zur Bildung der Vergangenheit („ich *habe* geschlafen"). Die Endungen der Tätigkeitswörter stimmen immer öfter mit dem Subjekt des Satzes überein: „*Ich* habe geschlafen"; das Tätigkeitswort steht dabei immer öfter an der richtigen Stelle im Satz. Erste Fragen werden schon durch Umstellung von Tätigkeitswort und Subjekt gebildet: „Hast du geschlafen?" Farben werden benannt.	Es bestehen noch Schwierigkeiten beim Verständnis von Gegensätzen und feineren Abstufungen, z. B.: groß-klein, groß-größer.
bis 3,5 Jahre	Die Laute der Muttersprache werden bis auf einige schwierige Laute (z. B. „sch") und Lautverbindungen (z. B. „pfl") korrekt ausgesprochen. Der Wortschatz wächst weiterhin stark. Einfache Sätze werden richtig gebildet, erste bei- und nebengeordnete Sätze tauchen auf: „Mama war beim Doktor, und ich habe mit Jenny gespielt." „Die Sp(r)itze, die er mir gegbt *hat*, tat nicht weh." Bei untergeordneten Sätzen steht das Verb korrekt am *Satzende*. Das Fragealter hält an und drückt sich vor allem in vielen Fragen mit „warum" aus. Es kann zu einem „entwicklungsbedingten Stottern" kommen (altersgemäße Sprechunflüssigkeiten).	Das Kind kann, seinen Erfahrungen entsprechend, alles verstehen.
bis 4–6 Jahre	Das Kind spricht fließend. Die Sätze sind komplexer. Gedankengänge können variierend ausgedrückt, Geschichten nacherzählt werden. Das Kind kann bis 10 zählen und einige abstrakte Begriffe verwenden. Es telefoniert und nennt Vor- und Nachnamen.	Entsprechend der allgemeinen Entwicklung wächst das Sprachverständnis. Die Muttersprache wird gefühlsmäßig beherrscht.

M 4
Sprachpyramide

Inhalt:
In dem Schaubild (einer auf dem Kopf stehenden Pyramide) wird der zeitliche Ablauf der „normalen" Sprachentwicklung mit den sich immer weiter differenzierenden sprachlichen Fähigkeiten dargestellt (Abb. **2**). Dabei wird veranschaulicht, daß die Fähigkeit, Sprache zu verstehen, immer dem Sprechenkönnen vorausgeht. Das Schaubild charakterisiert (unterstützt durch Beispiele), wie sich Kinder hinsichtlich ihres Wortschatzes, ihrer Artikulation und Grammatik in den unterschiedlichen Altersstufen zwischen Geburt und sechstem Lebensjahr ausdrücken. – In dem Begleittext wird dieser Sachverhalt ausführlich abgehandelt.

Ziel:
Es soll auf einen Blick verdeutlicht werden, wie sich die drei Bereiche „Wortschatz", „Artikulation" und „Grammatik" auf dem Hintergrund eines sich schneller entwickelnden „Sprachverständnisses" differenzieren und im Laufe der kindlichen Sprachentwicklung zueinander in Beziehung stehen.

Einsatzmöglichkeiten:
– Für alle Zielgruppen gut geeignet.
– Das Schaubild erlaubt eine schnelle und einprägsame Orientierung über die immer breiter werdenden sprachlichen Fähigkeiten des Kindes.
– Durch den ausführlichen Begleittext ist M 4 in seiner Darstellung umfassender als M 3 und bietet sich daher für eine vertiefende Abhandlung des Themas an.

Überblick

Die Sprachentwicklung des Kindes wird anhand des Schaubildes „Die Sprachpyramide" dargestellt: Der zeitliche Ablauf und die sich dabei entfaltenden sprachlichen Fähigkeiten des Kindes werden veranschaulicht (Abb. **2**).

Die Pyramide steht auf dem Kopf: Sie wird nach oben hin stufenweise immer breiter – entsprechend der Zunahme sprachlicher Fähigkeiten in den Bereichen „Wortschatz", „Artikulation" und „Grammatik". Diese drei Bereiche entfalten sich mit zunehmendem Alter des Kindes immer mehr. Am Anfang der sprachlichen Entwicklung kann man sie jedoch noch gar nicht voneinander trennen, da sich Säuglinge und Kleinkinder nur mit Lauten, Silben oder einzelnen Wörtern äußern.

Die Pyramide ist von einem Trichter umschlossen, dem „Sprachverständnis": Das Sprachverständnis ist beim Kind immer breiter entwickelt als die Fähigkeit, Sprache selbst zu verwenden. Das Kind versteht mehr, als es ausdrücken kann. In den immer breiter werdenden Trichter passen zunehmend mehr Einflüsse aus der sprachlichen Umwelt: Das Kind sammelt sie über seine Ohren, muß sie im Gehirn verarbei-

Sprachpyramide 23

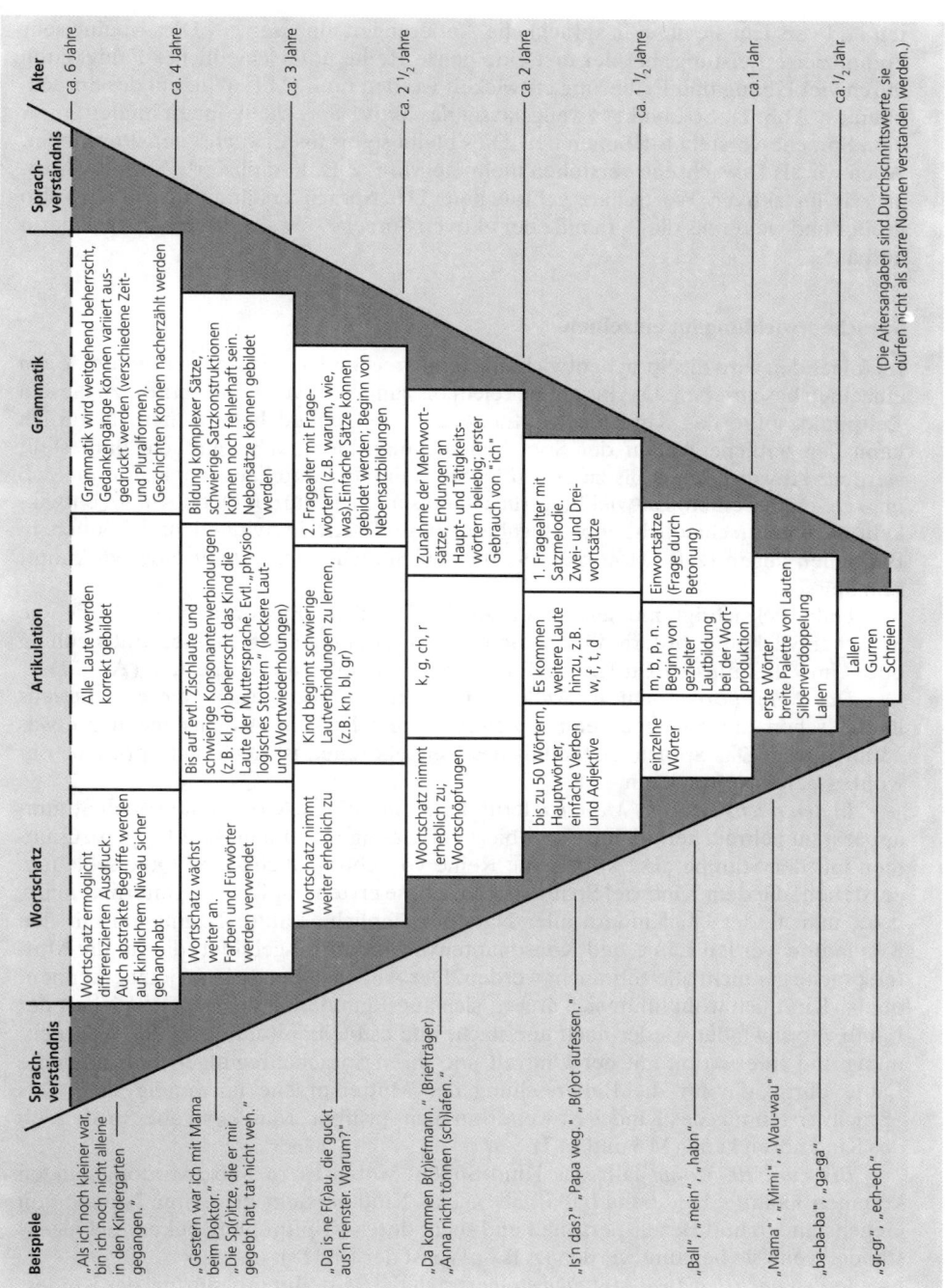

Abb. 2 Schaubild: Die Sprachpyramide

ten und versucht sie dann in sprachliche Äußerungen umzusetzen. Dies ist eine sehr komplizierte Leistung, bei der erst eine ganze Reihe unterschiedlicher Fähigkeiten durch viel Übung und Erfahrung entwickelt werden muß (M 1: Wurzeln des Sprachbaumes, Abb. 1). So „hinkt" zwangsläufig das aktive Sprechenkönnen immer hinter dem Sprache-verstehen-Können her. Dies bleibt so bis ins Erwachsenenalter hinein. Auch wir als Erwachsene verstehen mehr Begriffe, z. B. komplizierte Fremdwörter, als wir im aktiven Wortschatz gebrauchen. Der Sprachverständnistrichter ist also größer und weiter als die Pyramide der aktiven Sprache, die sich nach und nach darin aufbaut.

Sprachentwicklung im einzelnen

Im folgenden wird die Sprachentwicklung, entsprechend den Stufen der Pyramide, im einzelnen beschrieben. Die Pyramide reicht bis zum Alter von 6 Jahren: Bis zu diesem Zeitpunkt sollte das Kind die Muttersprache weitgehend beherrschen. Natürlich kann der zeitliche Ablauf der Sprachentwicklung hier nur vereinfacht dargestellt werden: Abweichungen bis zu einem halben Jahr sind durchaus möglich, ohne daß man gleich von einem Entwicklungsrückstand sprechen würde. Denn Kinder entwickeln sich unterschiedlich, ihre Begabungen sind sehr individuell und können in Bereichen liegen (z. B. Motorik), die mit der Sprache nicht unmittelbar verknüpft sein müssen.

Unberücksichtigt müssen an dieser Stelle solche Faktoren bleiben, die die Sprachentwicklung fördern oder hemmen (z. B. Stand der allgemeinen Entwicklung oder Umwelteinflüsse). Sie sind z. B. im „Sprachbaum" (M 1) dargestellt (Abb. 1).

Das Neugeborene schreit. Außer den Eltern, die die Ursache dieses Schreiens häufig schon am Klang erkennen können, versteht kein Außenstehender etwas „Sinnvolles". Das Sprachverständnis des Neugeborenen ist noch nicht prüfbar, obwohl es bereits hören kann.

In den nächsten sechs Monaten lernt das Kind, seinen Artikulations- und Stimmapparat zu gebrauchen, d. h., es probiert z. B. Zunge, Gaumen und Lippen zusammen mit der Stimme aus, wobei eine Reihe von Gurr-, Juchz- und Quietschlauten entstehen, die dem Kind viel Spaß machen. Diese erste Lallphase ist „international", d. h., man findet bei Kindern aller Nationen ähnliche Laute: Beginnend mit den Kehllauten werden Laute und Konsonantenverbindungen gebildet, die für die Muttersprache gar nicht alle gebraucht werden. Der Außenstehende kann jetzt erkennen, ob das Kind sich wohl fühlt, sich ärgert, sich ängstigt oder ähnliches. Die Vielfalt der Laute verschwindet wieder nach und nach, und es bleiben (aufgrund der Wahrnehmung und Interaktion mit der Umwelt und ihren Sprachanregungen) nur noch die Laute übrig, die für die Beherrschung der Muttersprache notwendig sind. Das Sprachverständnis des Kindes ist weiterhin nicht prüfbar. Man kann aber prüfen, ob das Kind hören kann (M 6 und M 7).

Bis zum 10. Monat lallt das Kind Silben, wobei es zu Silbenverdoppelungen kommen kann (z. B.: „baba-baba-bab"). Das Kind versteht die ersten Namen von Gegenständen und Bezugspersonen und sucht durch Kopfdrehung bekannte Gegenstände, wenn sie benannt werden (z. B.: „Wo ist der Ball?").

In den nächsten zwei Monaten steigert sich das Mitteilungsbedürfnis des Kindes, und es kommt zu regelrechten Lallmonologen, die das Kind vor sich hinplappert, auch wenn es allein ist (z. B. „ba-ma-gaga-ba-ma"). Hier taucht dann zur Freude der

Eltern auch ein erstes „Mama" oder „Papa" auf, was aus einer einfachen Silbenverdoppelung entsteht und durch die freudigen Reaktionen der Umwelt so verstärkt wird, daß es das Kind immer wieder vor sich hinsagt und dabei schließlich auch den Zusammenhang mit der betreffenden Person begreift. Das Kind kann nun auch schon kleine Aufforderungen verstehen (z. B. „Gib es mir") und reagiert auf seinen Namen. Es lernt, in ähnlicher Weise wie bei „Mama" und „Papa", die nächsten Wörter zu sprechen: Indem die Bezugspersonen ständig einfache Wörter wiederholen und vorsprechen und indem sie die ersten sinnbezogenen Äußerungen des Kindes durch Lob und Ermunterungen verstärken, lernt das Kind zu unterscheiden, daß es einerseits Wörter gibt, die einen Sinn haben, und andererseits sinnlose Lautmalereien, die einfach nur Spaß machen.

Mit einem Jahr sollte das Kind zwischen zwei und zehn Wörtern sprechen, wozu auch Wörter in Kindersprache zählen (z. B. „Wauwau" für „Hund").

Im nächsten halben Jahr lernt das Kind weitere Wörter dazu, die es auch schon als „Einwortsätze" benutzt: Mit einem Wort kann das Kind, bedingt durch eine jeweils unterschiedliche Sprachmelodie, etwas erbitten oder nach etwas fragen oder aber etwas beantworten. Und es beginnt mit einer gezielten Lautbildung: So können z. B. die Laute m, b, p und n gebildet und in Verbindung mit Vokalen zu Wörtern verbunden werden.

Bis zum zweiten Lebensjahr umfaßt der Wortschatz eines Kindes 20 bis 50 Wörter. Das Kind wird sich seines Körpers immer bewußter und kann auch schon einzelne Körperteile benennen. Neben Hauptwörtern (Substantiven) werden auch schon Tätigkeitswörter (Verben) und Eigenschaftswörter (Adjektive) benutzt. Dabei werden zwei und mehr Wörter zu „Sätzen" verbunden, wobei die Sätze noch ungeformt sind und meistens in Infinitivform erscheinen (z. B. „Laufen der hin?"). Zu den bereits beherrschten Lauten kommen weitere hinzu, z. B. w, f, t, d. Das erste Fragealter beginnt. Der passive Wortschatz (also das, was das Kind versteht) ist dem aktiven Wortschatz weit voraus.

Wenn das Kind zweieinhalb Jahre alt ist, hat der Wortschatz rapide zugenommen. Es kommt zu kreativen Wortneuschöpfungen (z. B. „Augenfedern" für „Wimpern") und zum ersten Gebrauch der „Ich"-Form. Die Sätze stehen vorwiegend noch in der Infinitivform. Man spricht jetzt von der Phase der ungeformten Mehrwortsätze. Artikulatorisch beherrscht das Kind nun die meisten Laute, jedoch noch nicht alle Lautverbindungen. Es kommt noch zu kleinen Fehlern bei der Aussprache. Ein typischer Satz wäre z. B.: „Ich tan son selber!" (Ich kann das schon selbst.)

Bis zum dritten Geburtstag nimmt der Wortschatz weiter erheblich zu („Wortschatzexplosion"). Das Kind beginnt schwierige Lautverbindungen zu lernen, z. B. „kn", „bl", „gr". Allerdings wird die Artikulation noch immer nicht perfekt beherrscht, so daß kleine Fehler bei schwierigen Lautverbindungen noch im Rahmen der normalen Sprachentwicklung liegen. Die Zischlaute („ch", „sch", „s") müssen noch nicht beherrscht werden.

Es entstehen einfache Sätze, manchmal auch schon Nebensatzkonstruktionen. Dies ist die Zeit des zweiten Fragealters, wobei das Kind nun W-Fragen stellt: Das Kind setzt Fragewörter ein, die mit „W" beginnen, z. B.: wann, wie, wo, wer. Ein Beispielsatz könnte lauten: „Da is(t) ein Baum und ein(e) F(r)au, die guckt aus'n Fenster. Wer is(t) das? Warum?" Es bestehen noch Schwierigkeiten beim Verständnis von Gegensätzen und feineren Unterscheidungen, z. B. „groß – klein" oder „groß – größer". Fremdwörter und schwierige Satzkonstruktionen können auch noch nicht verstanden werden.

Im vierten Lebensjahr erweitert sich der Wortschatz des Kindes immer mehr. Es benutzt jetzt Präpositionen (Verhältniswörter: z. B. auf, unter, oben, vor), kann schon einige Farben zuordnen und beginnt sie zu benennen. Es kann sich innerhalb seines Lebensbereiches schon ziemlich differenziert ausdrücken. Das Kind hat Vorstellungen von Vergangenheit, Gegenwart und Zukunft: dies drückt es in seiner Grammatik aus, wenn auch nicht immer ganz korrekt. Die Sicherheit bei der Bildung von (untergeordneten) Nebensätzen nimmt zu.

Artikulationsschwächen sollten nun nicht mehr vorliegen. Allerdings braucht auf eine Zischlautstörung (wie z. B. das Lispeln) oder auf das Fehlen von wenigen Konsonantenverbindungen (wie z. B. „kr" oder „tr") in diesem Alter noch nicht therapeutisch reagiert zu werden.

Insgesamt kann man sagen, daß das Kind nun seine Muttersprache weitgehend beherrscht.

In dieser Zeit kommt es bei einer größeren Anzahl von Kindern zu einer Art „Stottern": Sie verhaspeln sich, können die vorhandenen Gedanken nicht so schnell in geordnete Sprache umsetzen. In der Folge kommt es zu einem lockeren Wiederholen von Satzteilen und Wörtern, manchmal auch von Silben. Da diese Sprechunflüssigkeiten für dieses Alter typisch sind (sie dauern nicht länger als ein halbes Jahr), spricht man hierbei von „altersbedingter Sprechunflüssigkeit", früher auch „physiologisches Stottern" oder „Entwicklungsstottern" genannt. Es darf nicht mit einem festen und verkrampften Stottern verwechselt werden (M 11 u. M 19).

Ein typischer Satz für diese Altersstufe lautet: „Du, du, du Maria, du, gestern war ich beim Arzt gewest, und weißt du, die die Spritze, die Spritze, die er mir gegeben hat, die hat mir weh getan."

Bis zum sechsten Lebensjahr, bis zur Einschulung, erwirbt das Kind ein breites Spektrum an Wissen. Es sammelt Erfahrungen, über die es im nachhinein zu berichten vermag, wobei es bereits auf einen breiten Wortschatz zurückgreift. Das Kind kann nun schon auf einem kindlichen Niveau abstrahieren, Oberbegriffe bilden, kann über Vergangenes reden und mit seiner Sprache sicher umgehen. Alle Laute sollten nun korrekt gebildet werden. Die grammatischen Fähigkeiten erlauben dem Kind, eigene Gedankengänge variabel auszudrücken. Es werden gerne kleine Geschichten erzählt und nacherzählt. Lieder und Verse werden schnell gelernt. Das Kind spricht in fließendem Redestrom.

Bei der Vermittlung der Wissenseinheit „Die Sprachpyramide" haben wir besonders gute Erfahrungen mit einer schrittweisen Visualisierung gemacht: Auf ein grünes Filztuch in der Form der auf dem Kopf stehenden Pyramide (Sprachverständnis) haben wir, von unten beginnend, bunte bereits beschriftete Kärtchen für die beiden ersten Pyramidenstufen, dann (ab der 3. Stufe) jeweils rote für die Artikulation, gelbe für den Wortschatz und blaue für die Grammatik angeheftet und so nacheinander – jeweils von Diskussionen und Erläuterungen begleitet – die gesamten Pyramidenstufen nach oben hin aufgebaut (Abb. 2). Altersangaben und Beispielsätze werden auf gesonderten weißen Kärtchen abschließend ergänzt.

Hinweis

Die Wissensvermittlung zum Themenbereich „Zum Ablauf der Sprachentwicklung" kann durch folgende Gruppenübung unterstützt werden:
– Übung 4: „Wie alt ist das Kind?" (Teil 3, S. 101).

M 5

Kriterien für eine altersgemäße sprachliche Entwicklung

> *Inhalt:*
> Es werden diejenigen Fähigkeiten benannt, die ein Kind jeweils am Ende der ersten fünf Lebensjahre beherrschen sollte, damit seine Sprachentwicklung als altersgemäß bezeichnet werden kann.
>
> *Ziel:*
> Den Leserinnen und Lesern sollen Orientierungsmöglichkeiten gegeben werden, um einschätzen zu können, ob ein Kind über eine altersgemäße oder über eine „abweichende" Sprachentwicklung verfügt.
>
> *Einsatzmöglichkeiten:*
> Für alle Zielgruppen gut geeignet.

Unterschiedlichkeit in der Entwicklung

Viele Eltern fragen immer wieder: Spricht mein Kind normal? Ist sein Sprechen altersgemäß entwickelt? Sie schauen voller Sorge auf andere Kinder und vergleichen ständig. Und prompt findet sich unter den Gleichaltrigen immer wieder ein „Prachtexemplar", das schöner aussieht, besser klettern und schneller laufen kann und das natürlich auch schon viel mehr Wörter spricht und sich geschickter verständlich macht.

Eltern müssen wissen, daß es große Unterschiede in der Entwicklung der Kinder gibt: Während z. B. Claudia eine bestimmte Fähigkeit schon sicher beherrscht, plagen sich andere Kinder noch mit deren Erwerb herum. Andererseits traut sich Peter schon etwas zu, worauf die Eltern von Claudia sehnsüchtig warten. Der Spielraum der individuellen Entwicklung ist groß. Und bei alledem herrscht auch kein Gleichmaß in der Entwicklung: Es gibt Sprünge und Stillstände. Und auch die „Prachtexemplare" sind manchmal unausstehliche Schreihälse und haben ihre individuellen „Macken".

Diese Gesichtspunkte sind zu berücksichtigen, wenn Sie die folgenden Hinweise lesen. Sie basieren auf einer Veröffentlichung der Sprachpraxis Debro (dort: „Grobe Überprüfung der sprachlichen Entwicklung"). Die Angaben können nur als allgemeine Richtwerte gelten, deren Gültigkeit für das einzelne Kind im Zweifelsfall durch einen Fachmann überprüft werden muß.

Grobe Richtwerte: Was das Kind in seiner sprachlichen Entwicklung beherrschen müßte

Folgende Fähigkeiten sollte ein Kind *am Ende des ersten Lebensjahres* besitzen:

Es sollte in der Lage sein,
– den Mund überwiegend geschlossen zu halten,
– seinen Speichel herunterzuschlucken,

- den Löffel mit Zunge und Lippen abzulecken,
- zu husten, zu quietschen, zu gurren und Lautgebilde nachzuahmen,
- Silben zu plappern (z. B. nana, dada, baba) und
- die eigene Stimme so zu modulieren, daß sich daraus auf seine Stimmungslage schließen läßt.

Folgende Fähigkeiten sollte ein Kind *am Ende des zweiten Lebensjahres* besitzen:
Es sollte in der Lage sein,
- feste Nahrung zu kauen,
- Tierlaute nachzuahmen,
- „Wörter" mit Konsonanten wie m, b, p, d, f, l, n, t, w zu sprechen,
- einige Bezugspersonen mit Namen anzusprechen,
- Zwei-Wort-Sätze zu benutzen,
- einige Eigenschaftswörter zu verwenden, wie z. B. schön, lieb, heiß, weich,
- Wünsche sprachlich zu äußern.

Folgende Fähigkeiten sollte ein Kind *am Ende des dritten Lebensjahres* besitzen:
Es sollte in der Lage sein,
- Tätigkeitswörter zu benutzen, wie z. B. schlafen, essen, trinken, spielen, laufen,
- Fürwörter wie „mein" und „dein", „ich" und „du" zu benutzen,
- von sich selbst mit seinem Vornamen zu sprechen,
- Geschlechtswörter zu gebrauchen, wie „der", „die", „das", „ein", „eine" usw.,
- die ersten Fragen zu stellen, z. B. „Is'n das?", „Heißt 'n du?",
- Selbstgespräche und Gespräche mit Puppen und Tieren zu führen,
- Mehrwortsätze zu benutzen, die jedoch vom Satzbau noch fehlerhaft sein dürfen,
- zu erkennen, was im Bilderbuch geschieht, und dieses zu benennen (z.B.: Das Kind läuft. Die Katze trinkt. Das Auto fährt).

Folgende Fähigkeiten sollte ein Kind *am Ende des vierten Lebensjahres* besitzen:
Es sollte in der Lage sein,
- schwierig zu sprechende Konsonanten wie r richtig auszusprechen,
- ein Erlebnis so zu berichten, daß man der Erzählung folgen kann,
- die Mehrzahl richtig zu bilden, wie z. B. „die Autos" und „die Bälle",
- einfache Sätze richtig zu bilden,
- ab und zu schon Hauptsätze mit Nebensätzen zu verbinden,
- eine Vergangenheitsform manchmal richtig einzusetzen (z. B.: Ich war im Kindergarten. Ich habe gemalt. Ich bin nach Hause gekommen),
- Zusammenhänge im Bilderbuch zu erkennen und zu beschreiben.

Folgende Fähigkeiten sollte ein Kind *am Ende des fünften Lebensjahres* besitzen:
Es sollte in der Lage sein,
- alle Laute und Lautverbindungen richtig zu bilden (einschließlich „s" und „sch"),
- grammatisch richtig zu sprechen (Haupt- und Nebensätze zu benutzen),
- Farben richtig zu benennen und
- Sätze, mit Ausnahme geringer Regelverstöße, richtig zu bilden.

Hören und Sprechen

M 6
Entwicklung des Gehörs: zeitlicher Ablauf

Inhalt:

Die Hörfähigkeit des Kindes entwickelt sich (bereits im Mutterleib) von Monat zu Monat weiter: Im Überblick wird beschrieben, was das Kind zu welchem Zeitpunkt im einzelnen hören kann.

Ziel:

Es soll vermittelt werden, daß das Kind bereits mit der Fähigkeit zum Hören geboren wird und die Hörentwicklung schon nach ca. einem Jahr überwiegend abgeschlossen ist.

Einsatzmöglichkeiten:
– Für alle Zielgruppen gut geeignet.
– Die Übersicht erlaubt eine schnelle Orientierung bezüglich der Gehörentwicklung.

Vorgeburtliche Entwicklung

– Die Entwicklung des Hörorgans beginnt ab der dritten Schwangerschaftswoche und ist in der ersten Hälfte der Schwangerschaft abgeschlossen.
– Am Ende der Schwangerschaft reagiert das ungeborene Kind auf laute Reize außerhalb des Mutterleibs und nimmt Geräusche der Mutter, wie z. B. ihr Herzklopfen, wahr.

Nachgeburtliche Entwicklung

– In den ersten beiden Monaten besteht noch eine (für dieses Alter normale) Hörminderung: Bei lauten Geräuschen zeigt das Baby Schreckreaktionen.
– Im dritten Lebensmonat sucht ein normal hörendes Baby mit den Augen nach einer Schallquelle (z. B. der Stimme der Mutter oder der Musik).
– Schon mit einem Vierteljahr dreht es seinen Kopf direkt der Schallquelle zu. Eine Melodie kann jetzt so interessant für ein Baby sein, daß es ihretwegen mit dem Schreien aufhört.
– Ab dem vierten Monat ist das Kind in der Lage, die Stimmen seiner Eltern wahrzunehmen und zu erkennen.

- Mit einem halben Jahr versucht das Kind Geräusche nachzuahmen, und zwar sowohl seine eigenen als auch fremde. Auch fängt es jetzt an, mitzuplappern, wenn die Eltern zu ihm reden.

  Achtung: Wenn Kinder, die bis zu diesem Zeitpunkt vor sich hingeplappert haben, dies nun immer weniger oder gar nicht mehr tun, so ist das ein deutlicher Hinweis auf eine vorliegende Hörstörung: Das Kind braucht zur Entfaltung seiner Sprachentwicklung nach dem 6. Lebensmonat unbedingt die Wahrnehmung seiner eigenen Lautproduktion.

- Im siebenten, achten und neunten Monat wird die Hörfähigkeit immer differenzierter: Das Kind reagiert deutlich auf Zurufe; es kann Schallquellen, die von hinten oder von oben seitlich einwirken, erkennen; es nimmt auch leise Töne wahr (z. B. das Ticken einer Uhr); es achtet auf bekannte Wörter und entwickelt ein Verständnis für deren Sinn.

- Mit einem Jahr reagiert das Kind, wenn es aus einem Meter Entfernung leise angesprochen wird; es lauscht dem Sprechen der Erwachsenen; es versucht Melodien nachzusingen. Und es kann einfache Silben und Wörter nachsprechen.

  Zu diesem Zeitpunkt ist die Reifung der zentralen Hörbahnen in der Regel abgeschlossen. Geräusche, Laute und Sprache können aufgenommen, gespeichert und wiedergegeben werden.

Abweichung von dieser Entwicklung

Deutliche Abweichungen von diesem Entwicklungsgang sollten als Alarmzeichen ernst genommen werden (Fachmann aufsuchen!). Auch bei älteren Kindern gibt es häufiger Veränderungen im Hörverhalten, z. B. nach schweren Infektionskrankheiten oder nach wiederholt auftretenden Erkältungskrankheiten: Bei den Kindern kann es dadurch zu einer Hörminderung kommen, die sich dann als eine mangelnde Aufmerksamkeit gegenüber akustischen Reizen zeigt oder sich darin äußert, daß ein nicht recht einsehbarer Leistungsabfall in der Schule auftritt, der von den Lehrern fälschlicherweise als Konzentrationsstörung gedeutet wird. Insgesamt kann das Kind dann auch häufig wie geistesabwesend wirken. Dies alles sind Alarmzeichen! Der Hals-Nasen-Ohren-Arzt, eine Hörberatungsstelle oder der Kinderarzt (bzw. die von ihm empfohlenen Stellen) können den Sachverhalt klären und weiterhelfen.

M 7
Bedeutung des Hörens für die Sprachentwicklung

> *Inhalt:*
>
> Die Bedeutung, die ein gesundes Gehör für die Sprachentwicklung besitzt, wird dargestellt. Auf die negativen Auswirkungen von Hörstörungen wird eingegangen und die Notwendigkeit einer Früherkennung von Beeinträchtigungen des Hörens wird betont.
>
> *Ziel:*
>
> Die Abhängigkeit der kindlichen Sprachentwicklung vom Gehör soll vermittelt werden.
>
> *Einsatzmöglichkeiten:*
>
> – Für alle Zielgruppen gut geeignet.

Sprache ist nicht angeboren, sie muß erworben werden. Dabei spielt das richtige Funktionieren aller Sinne eine wesentliche Rolle.

Ein Kind wird z. B. nur dann wissen, was das Wort „Banane" bedeutet, wenn es über die folgenden Sinnesfähigkeiten verfügen kann:

Hören: Es nimmt die für dieses Wort charakteristische Sprachmelodie und den Rhythmus wahr.
Sehen: Es erkennt Form und Farbe der gelben, leicht gekrümmten Frucht.
Tasten: Es begreift und fühlt mit Fingern, Lippen und Zunge die Form und Konsistenz der Banane.
Riechen: Es riecht das typische fruchtige Bananenaroma.
Schmecken: Es schmeckt die Süße der Frucht.

All diese Eindrücke sind mit dem Wort „Banane" verknüpft. Das Kind ist in der Lage, dieses Wort im Gedächtnis zu speichern und es in nachfolgenden Situationen zu verwenden.

Ein gutes Hörvermögen ist eine unabdingbare Voraussetzung für den normalen Spracherwerb. Schon das ungeborene Kind hört: In den späten Schwangerschaftsmonaten nimmt es den Herzschlag der Mutter oder laute Schallereignisse außerhalb des mütterlichen Leibes wahr. Drei Monate nach der Geburt wendet es seinen Kopf den Stimmen seiner Umgebung zu und läßt sich durch beruhigendes Sprechen und durch Musik besänftigen. Bald schon erkennt es die Stimmen seiner Bezugspersonen und zeigt deutlich Interesse an bekannten Wörtern. Wenn es ein halbes Jahr alt ist, beginnt es, zuerst Geräusche (fremde und eigene), dann auch Laute und Wörter nachzumachen. Das Hören gibt Anregung und immer wieder Impulse für die Entwicklung des Sprechens.

Das Hören ist also angeboren (anders als das Sprechen!), und seine Entwicklung ist nach ca. einem Jahr überwiegend abgeschlossen – wir sprechen hier von einer „postnatalen" (nachgeburtlichen) Reifung der Hörnervenbahnen.

Wie funktioniert eigentlich das „Hören"?
Die Schallwellen werden von der Ohrmuschel aufgenommen und in den Gehörgang geleitet. Sie stoßen dort auf das Trommelfell, das zu schwingen beginnt. Die Schwingungen werden im Mittelohr von den Gehörknöchelchen auf die Gehörschnecke übertragen. In der Schnecke treffen die Schwingungen auf die Haarzellen. Je nach Tonhöhe und Lautstärke erzeugen sie unterschiedliche Reize für den Hörnerv, der sie in das Hörzentrum des Gehirns leitet. Dort verarbeiten die Hirnzellen die eintreffenden Sinnesreize. Bestimmte Teile im Gehirn sind für das Speichern und Erkennen von Sprache und das Unterscheiden von Lauten bzw. Geräuschen zuständig. Außerdem werden nicht nur Schallsignale wahrgenommen, sondern sie werden auch (wenn beide Ohren funktionstüchtig sind) lokalisiert: Die Schallquelle kann „geortet" werden. Die Ohren leiten das Kind bei seinem Entdeckungsdrang in die Umwelt, sie unterstützen seine Fähigkeit, sich räumlich zu orientieren, und sie warnen es auch vor Gefahren.

Wenn das Kind sprechen will, werden vom Gehirn entsprechende Impulse an die Sprechorgane geleitet, und es kommt zur Aktivierung von Mund und Lippen, Zunge und Kehlkopf, wobei der Nasen-Rachen-Raum (z. B. zur Veränderung des Stimmklanges) mit einbezogen wird (Abb. 3).

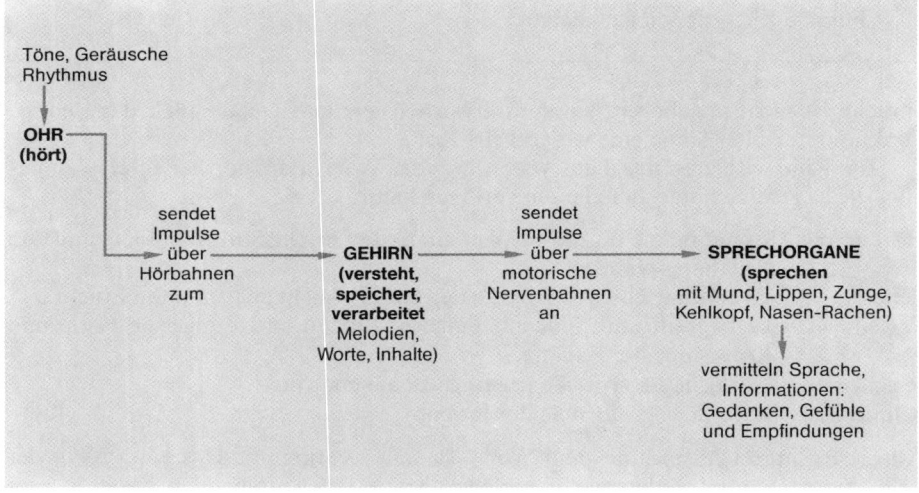

Abb. 3   Hören und Sprechen

Liegt nun eine Hörstörung vor, so hat dies Auswirkungen nicht nur auf die gesamte Sinnesentwicklung, sondern es kommt in der Regel immer auch zu einem allgemeinen Entwicklungsrückstand. Dadurch wird auch die Sprachentwicklung in Mitleidenschaft gezogen sowie die Entfaltung der sozialen Fähigkeiten und der seelisch-geistigen Entwicklung des Kindes.

Ein hörgestörtes Kind, dessen Behinderung von der Umwelt nicht bemerkt wird, muß sich immer wieder mißverstanden, ungerecht behandelt und abgelehnt fühlen. Tröstende, liebevolle Worte kann es nicht richtig wahrnehmen. Aufforderungen mißdeutet es, kommt ihnen nicht nach. Vielleicht wirkt es auch verstockt und ungehorsam. Auf seinen vermeintlichen Trotz reagieren die Eltern leicht mit Ungeduld und Strenge. Das Kind wird unter Umständen angeschrien, bestraft und bringt nun seinerseits zunehmend häufiger seine Hilflosigkeit in Wutanfällen zum Ausdruck. Nicht selten kapselt es sich von seiner Umwelt ab. Der Kreislauf der vielfältigen Lern- und Verhaltensstörungen, aber auch der Beeinträchtigung der Eltern-Kind-Beziehung nimmt seinen Lauf.

Je später eine Hörstörung entdeckt wird, desto gravierender sind die Folgen!!!

Oft verstreicht wertvolle Zeit, bis ein Kind mit einer Hörstörung beim Facharzt vorgestellt wird. Häufig zeigen sich bereits Rückstände in der Sprachentwicklung. Dabei ließen sich mit fachkundiger Hilfe viele Hörstörungen gut behandeln: z. B. kann bei einer rechtzeitigen Therapie die Schalleitungsschwerhörigkeit (das ist die häufigste Form der Hörstörungen) mit Hilfe eines Facharztes ganz ausheilen, oder aber es kann zu einer enormen Entlastung dadurch kommen, daß das Kind schnell mit dem notwendigen Hörgerät versorgt wird. Wichtig ist, daß – vom Gehör her – das Kind bereits das erste Lebensjahr ganz für seine Sprachentwicklung nutzen kann. Zu diesem frühen Zeitpunkt findet ja die vorsprachliche Entwicklung, z.B. mit dem Lallen und Gurren, statt. Aber auch im zweiten und dritten Lebensjahr sind Organismus, Gehirn und Psyche des Menschen noch ganz auf Lernen eingestellt. Nie mehr später im Leben ist der Mensch so aufnahmebereit. Wird z. B. eine Hörstörung bis zum Ende des ersten Lebensjahres entdeckt und werden gleich therapeutische Maßnahmen eingeleitet, dann muß es gar nicht erst zur Beeinträchtigung der Sprachentwicklung (oder der Gesamtentwicklung) kommen. Erfolgt eine Hilfe allerdings erst nach dem zweiten Lebensjahr, so ist sie weitaus weniger wirksam. Die Besserungen nehmen grundsätzlich viel mehr Zeit in Anspruch, oder es kann bereits zu einer verfestigten Störung gekommen sein, die sich nur schwer beheben läßt.

Eltern sollten also immer, sobald sie den Verdacht haben, bei ihrem Kind könnte eine Hörbeeinträchtigung vorliegen, zur Untersuchung gehen: Die richtige Adresse ist der Hals-Nasen-Ohren-Arzt, eine Kinderklinik mit einer audiologischen Abteilung oder eine Hörberatungsstelle. Auch Kinderärzte können an die richtige Adresse weiterleiten. Immer sind die Fachleute auf die Beobachtungen und Berichte der Eltern angewiesen, die einen viel längeren und intensiveren Kontakt zum Kind haben und daher auch für die Mitarbeit in der Behandlung von großer Wichtigkeit sind.

Störungen des Sprechens und der Sprache, Stimmstörungen

M 8

Unterscheidungsmerkmale von „normaler" und „gestörter" Sprachentwicklung

Inhalt:

Typische Störungen, die im Rahmen der kindlichen Sprachentwicklung der ersten 4 Lebensjahre auftreten können, werden in einer tabellarischen Übersicht dargestellt (Tab. 2): Dazu wird zuerst (bezogen auf das jeweilige Alter) der normale Stand der Sprachentwicklung kurz charakterisiert, daneben (2. Spalte) werden diejenigen Abweichungen bzw. Störungen benannt, die zu diesem Zeitpunkt auftreten können. Deren Fachausdrücke bzw. Diagnosebegriffe finden sich in der 3. Spalte aufgelistet.

Ziel:

In der Tabelle soll die Sprachentwicklung des Kindes (M3–M5) mit den wichtigsten Störungen des Sprechens und der Sprache in Beziehung gesetzt werden. Dabei soll vermittelt werden, daß ein Teil der „Störungen" nur in Abhängigkeit vom Alter zu definieren ist.

Einsatzmöglichkeiten:

- Für Multiplikatoren und interessierte Laien gut geeignet.
- Das Verständnis für diese Materialeinheit wird vertieft, wenn vorher grundlegende Kenntnisse zur Sprachentwicklung (z. B. M 3 und M 4) vermittelt wurden.

Unterscheidungsmerkmale 35

Tabelle 2 Unterscheidungsmerkmale von „normaler" und „gestörter" Sprachentwicklung

	Normale Sprachentwicklung	Gestörte Sprachentwicklung	Fachausdrücke
0–10 Monate	– Schreien, Gurren („erre"), Lallen, Kettenbildungen („ga-ga") – ab 8. Monat deutliches Achten auf eigene Lautäußerung – Doppelsilben („Mama, Papa") sind noch ohne Bedeutung für das Kind	– Kind hört mit Lautäußerung auf (1) – Kind kann aufgrund organischer Störung (z. B. Lippen-Kiefer-Gaumen-Spalte) kaum Laute bilden (1)	1. – verzögerte vorsprachliche Entwicklung – verzögerter Sprachentwicklungsbeginn
10 Monate –1½ Jahre	– Gebärden („bitte-bitte"), Silben und Laute werden nachgeahmt, sog. Echolaliestadium – Kind versteht Aufforderungen, kann bestimmte Gegenstände benennen (10 Wörter) oder zeigen	– ausbleibende Sprachentwicklung (2) – Kind beschränkt sich z. B. auf immer wieder dieselbe Silbe bzw. Lautfolge (2) – versteht keine Aufforderungen (7)	2. verzögerte Sprachentwicklung 3. eingeschränkter Wortschatz 4. Dyslalie
1½–2 Jahre	– Wortschatz größer als 10 und kleiner als 50 Wörter – daneben noch viele unverständliche Silben; – Übergang von Einwort- zu Zweiwortsätzen – Sprache wird durch Gesten unterstützt	– Gebrauch weniger, unverständlicher Lautverbindungen (2, ggf. 8) – weniger als 10 sinnbezogene Wörter (2, 3, 8)	5. Sigmatismus: s-Laut-Störung 6. Dysgrammatismus
2–3 Jahre	– Wortschatz: mindestens 50 Wörter – Zwei-Wort-Sätze werden sicher beherrrscht – Verständnis für Nomina, Verben, Adjektive, Präpositionen – Fragealter – Kind beginnt von sich als „ich" zu sprechen – einzelne Lautbildung oft noch unvollkommen (z.B. Lispeln, 5); Verwechslung d/g, t/k (z.B.: Is deh' Tinderdaten, 17) – Satzbildung oft noch unvollkommen: Auslassen von Artikeln und Präpositionen (Ball Tisch liegt), Konjugieren und Deklinieren fällt schwer (Der Hund beißen Kind) (18)	– Lautbildung bei mehreren/vielen Lauten gestört (4) – stark gestörte Satzbildung, keine Ansätze über Zwei-Wort-Sätze hinaus (6) – stereotyper Gebrauch sehr weniger, immer derselben, unverständlichen Lautgebilde (9) – Kind näselt (15) – Kind spricht heiser (16)	7. eingeschränktes Sprachverständnis 8. Sprachentwicklungsstörung (SES) 9. Alalie 10. Stottern (Balbuties) 11. Poltern 12. Babysprache

Störungen des Sprechens und der Sprache

	Normale Sprachentwicklung	Gestörte Sprachentwicklung	Fachausdrücke
3–4 Jahre	– Kind kann Situationen sprachlich umschreiben – kann von Dingen sprechen, die es nicht unmittelbar sieht – ab und zu noch unsicherer Gebrauch der Zeiten (Ich bin gegangt) (18) – Lispeln kann noch auftreten (5) – Wiederholungen von Satzteilen, Wörtern und/oder Silben sind noch altersgemäß, sofern sie sehr kurz und ohne Gesichts-/Körperverspannungen erfolgen (19) – Kind beherrscht Umgangssprache weitgehend	– gestörte Lautbildung (4) – gestörte Satzbildung (6) – eingeschränkter Wortschatz (3) – eingeschränktes Sprachverständnis (7) – Störungen liegen sowohl im Bereich der Laut- u. Satzbildung als auch des Wortschatzes und des Sprachverständnisses vor (8) – Babysprache (12) – Eigensprache (13) – Sprechverweigerung (14) – Stottern (10) – überhastetes und verwaschenes Sprechen (11)	13. Eigensprache 14. Mutismus 15. Rhinophonie 16. kindliche Dysphonie 17. physiologische Dyslalie 18. physiologischer Dysgrammatismus 19. physiologisches Stottern

Störungen in der Sprachentwicklung lassen sich in vielen Fällen nur in Abhängigkeit vom Alter definieren: Eine Sprechweise, die für einen Zweijährigen noch altersgemäß ist, würde bei einem Vierjährigen als Störung bezeichnet werden. Eine Störung wäre in diesem Sinne das Nichtvoranschreiten in der Sprachentwicklung bzw. das Stehenbleiben auf einem früheren Sprech-Stadium. Hier wird die Fragwürdigkeit von allzu starren Normen bzw. Vergleichsgrößen für „richtiges" Sprechen deutlich.

Die Fachausdrücke 1.–19. werden in der nächsten Materialieneinheit (M 9) erläutert.

M 9

Überblick über Störungen des Sprechens und der Sprache: Fachausdrücke, Beschreibungen, Schaubild

> *Inhalt:*
>
> Es werden die wichtigsten Störungen des Sprechens und der Sprache, des Sprechablaufes, der Kommunikation sowie der Stimme mit ihren Fachausdrücken vorgestellt, anschaulich beschrieben und anhand von Beispielen erläutert. Dabei werden auch andere mit dem Sprechen in Verbindung stehende Auffälligkeiten berücksichtigt. Die wichtigsten Störungen sind in einem Schaubild zusammengestellt.
>
> *Ziel:*
>
> Die LeserInnen sollen mit den Fachausdrücken vertraut gemacht werden, die in der Logopädie, Sprachheilpädagogik und Phoniatrie verwandt werden. Sie sollen dabei die einzelnen Störungsbilder kennenlernen und voneinander unterscheiden können.
>
> *Einsatzmöglichkeiten:*
>
> – für alle Zielgruppen,
> – als notwendige Ergänzung zur Materialieneinheit „M 8".

Alle im folgenden aufgeführten Störungen und Auffälligkeiten sind in dem vorausgehenden Kapitel (M 8) bereits mit ihren Fachausdrücken benannt worden.

Verzögerte vorsprachliche Entwicklung / verzögerter Sprachentwicklungsbeginn

– Das Kind schreit, gurrt und lallt kaum.
– Gurren und Lallen setzen deutlich später als gewöhnlich ein.
– Das Kind hört zwischen dem 6. und 8. Lebensmonat (in der Zeit, in der die Weiterentwicklung der Sprache auf Hörimpulse angewiesen ist) mit Lautäußerungen auf (Hinweise auf Hörstörungen siehe M 6).

Dyslalie (Lautstörung)

Bei einer Dyslalie lassen sich 2 Formen unterscheiden:
– *Artikulationsstörung:* Das Sprechen ist gestört, die Aussprache gelingt nicht in angemessener Weise: Einzelne Laute oder Lautverbindungen können nicht korrekt gebildet/ausgesprochen werden. Dabei wurde die Sprache richtig erworben, und das Kind kann auch richtig über sie verfügen.
– *Lauterwerbsstörung:* Das Kind kann die fehlenden oder fehlerhaft gebildeten Laute mit Hilfe gezielter Unterstützung bilden (es ist dazu artikulatorisch durchaus in der Lage), verwendet die Laute allerdings nicht in der Spontansprache in allen

Positionen im Wort bzw. in allen Lautkombinationen. Der Lauterwerb beim Kind ist also im Rahmen seiner Sprachentwicklung noch nicht abgeschlossen. Auch rechnet hierzu die Tatsache, daß das Kind die bedeutungsunterscheidende Funktion der Laute noch nicht kennt. Beispiel: Tanne – Kanne – Wanne.

Allgemein charakteristisch für eine Dyslalie sind folgende sprachliche Auffälligkeiten:

Die Laute bzw. Lautverbindungen werden
- weggelassen (statt „Blume" sagt das Kind „Lume") und/oder
- durch andere, in der Muttersprache existierende Laute bzw. Lautverbindungen ersetzt (statt „Kuh" wird „Tuh" gesagt) und/oder
- durch einen Laut ersetzt, der in der Muttersprache nicht vorkommt (z. B. Lispeln bei „s"-Lauten oder Schnalzen bei „l" oder „m").

Je nach der Anzahl der „gestörten" Laute spricht man von einer „partiellen", „multiplen" oder „universellen Dyslalie".

Sigmatismus (Lispeln)

Hier handelt es sich um eine spezielle Form der Artikulationsstörung (Dyslalie), die bei Kindern häufig auftritt: Die „s"-Laute bzw. Zischlaute werden fehlerhaft gebildet (z. B. mit der Zunge zwischen statt hinter den Zähnen).

Eingeschränkter Wortschatz

- Der Wortschatz des Kindes ist zu klein, d. h., es kann viele Dinge noch nicht altersgemäß benennen. Es verwendet statt dessen hinweisende Ausdrücke (wie „das da") und gebraucht für unterschiedliche Wörter (z. B. für „Keks", „Brot" und „Löffel") stets den selben Begriff („Happa").
- Diese Störung tritt in der Regel nie isoliert auf, sondern häufig in Kombination mit einer Dyslalie und/oder einem Dysgrammatismus. (Ein Kind mit eingeschränktem Wortschatz, das z. B. nur 3 oder 4 Verben verwendet, muß zwangsläufig Schwierigkeiten beim Grammatikerwerb haben: Es kann lediglich die Endungen für diese Tätigkeitswörter erlernen, kann aber kaum zu einer Verallgemeinerung von Regeln kommen.)

Dysgrammatismus

Gemeint sind Störungen beim Erwerb und Gebrauch der Grammatik, d. h. der Wort- und Satzbildung. Die Störungen können sich zum einen als zeitliche Abweichungen zeigen (Stehenbleiben auf einem früheren Entwicklungsstand, Verzögerungen der Sprachentwicklung), zum anderen als qualitative Abweichungen vom normalen Ablauf der Sprachentwicklung (strukturelle Störungen):
a) Auslassungen von Wörtern und Satzteilen (sog. „Telegrammstil": „Timo Hause", „Mama Ball", „Susi steht Tisch").
b) fehlende/fehlerhafte Form:
  - mangelnde Übereinstimmung zwischen Artikel und Substantiv („der Mädchen"),
  - mangelnde Übereinstimmung zwischen Subjekt und Verb („ich gehen", „du macht"),
c) falsche Stellung der Wörter im Satz („heute nach Hause gehe ich").

Fachausdrücke, Beschreibungen

Eingeschränktes Sprachverständnis/Sprachverständnisstörung

Das Gehör des Kindes ist intakt, aber die Bedeutung von Wörtern und Sätzen wird nicht verstanden. Diese Störung fällt im Alltag oft nicht auf, weil die Kinder sich am Situationszusammenhang und an der Mimik und Gestik des Gesprächspartners orientieren und dadurch wissen, was gemeint ist.

Ohne Bezug zum Situationszusammenhang würde ein solches Kind auf die Frage „Was kann man mit einem Buntstift machen?" z. B. nur die letzten Wörter der Frage wiederholen, ohne den Sinn zu verstehen, also: „Buntstifte machen" (Echolalie).

Sprachentwicklungsverzögerung (SEV)

Die Sprachentwicklung verläuft in allen vier Bereichen (Sprachverständnis, Artikulation, Wortschatz, Grammatik) zeitlich verzögert. Es wird angenommen, daß die sprachliche Verzögerung in absehbarer Zeit aufgeholt werden kann. (In diesem Punkte erfolgt die Abgrenzung zur „Sprachentwicklungs*störung*", s. unten.)

Sprachentwicklungsstörung (SES)

- Sie liegt vor, wenn die folgenden vier Auffälligkeiten gemeinsam auftreten: Sprachverständnisstörung, Dyslalie, eingeschränkter Wortschatz, Dysgrammatismus.
- Der Störungsgrad der vier einzelnen Auffälligkeiten kann jeweils sehr unterschiedlich ausgeprägt sein (das eine Kind artikuliert besonders schlecht, ein anderes hat vorwiegend Probleme mit dem Satzbau).
- Der Sprachentwicklungsrückstand muß mindestens ½ Jahr betragen, um von einer SES sprechen zu können.

Alalie (Nichtsprechen)

Hierbei handelt es sich um das Ausbleiben der Sprachentwicklung, eine extreme Form der oben beschriebenen Sprachentwicklungsstörung (SES) liegt vor; das Kind beherrscht keine bzw. sehr wenige Wörter oder verwendet sehr stereotyp immer wieder nur dieselben Lautgebilde.

Balbuties (Stottern)

Das Sprechen ist durch Störungen des Redeflusses gekennzeichnet: Es treten mehr oder weniger krampfhaftes Wiederholen von Silben und Lauten, Dehnen von Lauten und/oder Blockaden auf. Bei chronischem Stottern sind pressendes Verharren in einer Artikulationsstellung, auffällige Bewegungen der Mimik und Körpermotorik (sog. Mitbewegungen) typisch, ebenso emotionale Begleiterscheinungen (Angst-, Wut-, Schamreaktionen) und sprachliches und/oder soziales Vermeidungsverhalten. Oft ist die gesamte Kommunikation (auch das Verhalten des Gesprächspartners) beeinträchtigt, weswegen Stottern auch als Kommunikationsstörung bezeichnet wird. Ist das Stottern vor allem durch Wiederholungen gekennzeichnet, wird es „klonisch" genannt; treten vor allem Pressen und Stillstände im Sprechablauf auf, bezeichnet man es als „tonisch".

Poltern

Poltern zeigt sich als eine Störung des Sprechablaufes, die durch ein überhastetes, dabei oft unregelmäßiges Sprechtempo und eine verwaschene bzw. undeutliche Aussprache gekennzeichnet ist. Laute und Silben werden ineinandergezogen (Verschmelzungen), weggelassen oder in ihrer Abfolge umgestellt, Satzteile bleiben häufig unvollständig oder werden wiederholt. (Die Wiederholungen weisen eine gewisse Nähe zum klonischen Stottern auf.) Auch bei den Inhalten der Aussage kann es zu Verwechslungen kommen. Dabei beschränken sich die Schwierigkeiten, Handlungsabläufe in einer vorgegebenen Abfolge auszuführen, nicht nur auf den sprachlichen Bereich, sondern zeigen sich (nach neueren Theorieansätzen) als umfassendere Störung der Wahrnehmung zeitlicher Abfolgen.

Babysprache

Kinder sprechen zu lange kleinkindhaft oder fallen in eine kleinkindhafte Sprechweise zurück, z. B. mit speziellen Gebärden, Geräuschimitationen statt Wörtern („Wauwau" statt „Hund"), Verbgrundformen („Susi laufen") und Ersatzwörtern („heia machen" statt „schlafen").

Eigensprache

Das Kind spricht mit eigenen Wortschöpfungen, die für Außenstehende unverständlich bleiben, ggf. aber von Geschwistern oder Eltern verstanden werden (häufig bei Zwillingen).

Mutismus

Beim Mutismus handelt es sich um eine Störung der Kommunikation. Kinder, die bereits Sprache erworben haben, sprechen nicht mehr bzw. teilen sich lautsprachlich nicht mehr mit. Bei erhaltener Hör- und Sprechfähigkeit kann die Sprechverweigerung total sein (totaler M.) oder nur gegenüber bestimmten Personen (z. B. fremden Erwachsenen) oder in bestimmten Situationen (z. B. im Kindergarten) auftreten (elektiver M.). Eine direkte Ursache ist noch unbekannt. In Betracht gezogen werden müssen sowohl Milieuschädigungen, neurotisierende Traumata und Konflikte als auch somatische Faktoren wie frühkindliche Hirnschädigungen, familiäre Dispositionen u. a.

Rhinophonie (Näseln)

Sprechen mit näselndem Stimmklang (oft auch als „Rhinolalie" bezeichnet).
– Offenes Näseln: Beim Sprechen entweicht verstärkt Luft durch die Nase statt durch den Mund. Um dies zu verhindern wird häufig mit zu viel Druck gesprochen. Die Stimme wird höher; der Sprecher wirkt kurzatmig; die Sprache scheint „nach vorne herauszufallen".
– Geschlossenes Näseln: Der Luftstrom kommt verstärkt durch den Mund statt durch die Nase (z. B. bei „Polypen" und schwerem Schnupfen).

Kindliche Dysphonie (Stimmstörung)

Stimmklang und/oder Lautstärke und/oder Tonhöhe sind verändert. Die Stimme klingt z. B. piepsig oder heiser bis zur Stimmlosigkeit (Flüstern).

Die folgenden Auffälligkeiten stellen keine „Störungen" dar:

„Physiologische Dyslalie"

Es handelt sich um das altersgemäße Unvermögen, das in der Sprachentwicklung eines jeden Kindes auftritt: Einzelne Laute können noch nicht korrekt gebildet werden und/oder werden durch andere ersetzt und/oder ganz weggelassen.

„Physiologischer Dysgrammatismus"

Es handelt sich um das altersgemäße Unvermögen, die Wortabfolge, den Satzbau und die Grammatik regelgerecht zu bilden. Der Begriff ist irreführend, vor allem deswegen, weil diese Phase von jedem Kind notwendigerweise durchlaufen werden muß, damit es die Regeln der Sprache überhaupt erwerben kann.

„Entwicklungsstottern" oder „physiologische Iterationen", besser: altersgemäße Sprechunflüssigkeit

Es handelt sich um Sprechunflüssigkeiten, die bei allen Kindern in der Sprachentwicklung zwischen dem 3. und 4. Lebensjahr auftreten können: kurze Wiederholungen von Satzteilen oder Wörtern (selten Silbenwiederholungen), Pausen im Satz zur Organisation der Äußerung, ggf. leichte Dehnungen von Lauten; keine Verspannungen im Gesicht. (Unterscheidungshinweise zum Stottern finden sich in M 11.)

In Abb. 4 sind die wichtigsten Störungen zusammengestellt.

Hinweis

Die Wissensvermittlung zum Themenbereich „Störungen des Sprechens und der Sprache" kann durch folgende Gruppenübungen unterstützt werden:
– Übung 5: „Hochgeschwindigkeitssprechen" (Teil 3, S. 101),
– Übung 6: „Die Bieftäger tommt" (Teil 3, S. 102).

42 Störungen des Sprechens und der Sprache

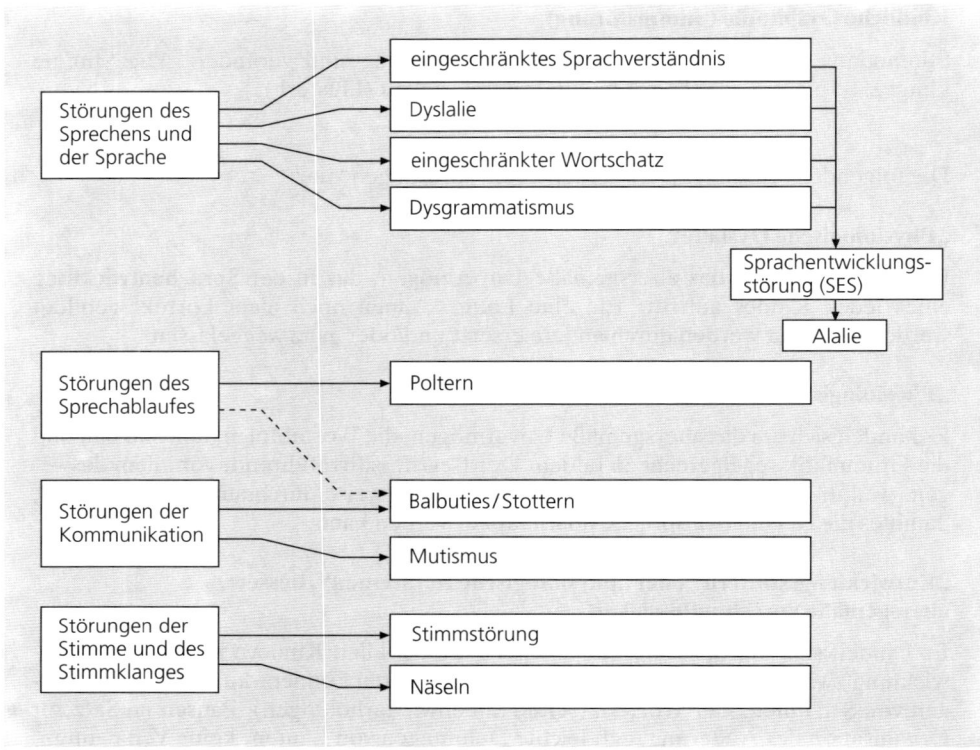

Abb. 4   Schaubild: Störungen im Überblick

M 10
Dyslalie, Dysgrammatismus, Sprachentwicklungsstörung

Inhalt:

Drei der am häufigsten vorkommenden Störungsbilder (Dyslalie, Dysgrammatismus, Sprachentwicklungsstörung), die in der vorausgegangenen Materialeinheit bereits beschrieben wurden, werden hier vertiefend abgehandelt (Tab. 3). Dazu werden einzelne Kinderäußerungen, die sich auf die abgedruckte Bildabfolge beziehen, lautsprachlich nebeneinandergestellt und die typischen Merkmale der jeweiligen Störung benannt.

Ziel:

Es soll eine klare Abgrenzung der Störungen voneinander und ein anschaulicher Eindruck vom Klangbild der einzelnen Störung vermittelt werden. Er kommt vor allem dann zustande, wenn die Kinderäußerungen laut und – was wichtig ist – auch schnell gelesen werden.

Einsatzmöglichkeiten:

Gut für alle Zielgruppen geeignet; besonders hilfreich bei der Schulung diagnostischer Kompetenzen (Wahrnehmung von Störungen des Sprechens und der Sprache); in Kombination mit der Übung 6 (S. 102) gut einsetzbar.

Die Kinderäußerungen, die in Tab. 3 aufgeführt sind, beziehen sich auf Abb. 5.

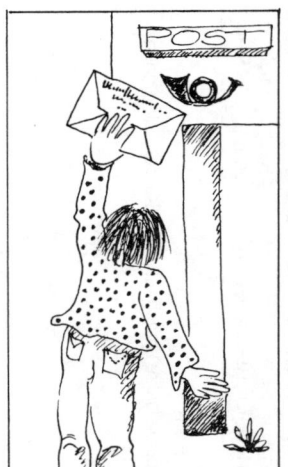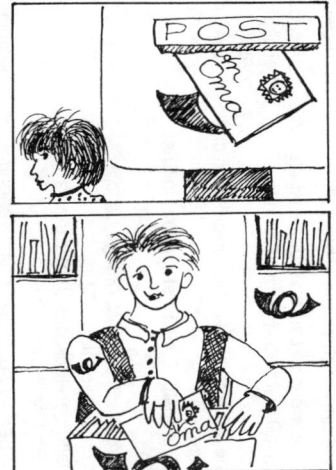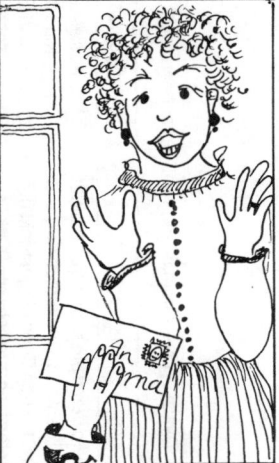

Abb. 5   Bildvorlage „Ich schicke einen Brief" (dient auch als Material für die Übung 6; gezeichnet von Sibylle Reinshagen, Berlin)

Tabelle 3 Dyslalie, Dysgrammatismus und Sprachentwicklungsstörung

Dyslalie	Dysgrammatismus	Sprachentwicklungsstörung (SES)
Ein Laut wird durch einen anderen ersetzt: – Das Tind deht zum Brieftasten (k/g = t) – Das Kind hat den Bried eingesteckt (f = d) – Der Kasten fängt zu foch (h = f) – Das Hosthorn ist schwarz (p = h)	*Auslassen von Wörtern und Satzteilen:* – Kind geht Briefkasten – Kind Brief eingesteckt – Kasten hoch – Posthorn schwarz	*Merkmale:* eine bis alle Formen der Dyslalie und eine bis alle Formen des Dysgrammatismus sowie Wortschatzeinschränkungen
Ein Laut bzw. mehrere Laute werden ausgelassen: – Der Bief fällt geich aus (r in Brief u. raus, l in gleich) – ie Kappe geh nich zu (d in die; t in geht u. nicht; l in Klappe) – Ob der Bie ausällt? (r in Brief u. raus; f in Brief und fällt)	*Fehlende/fehlerhafte Formen:* Verwechseln von Artikeln, falscher Gebrauch von Fällen, Tätigkeitswörter fehlerhaft gebeugt – Die Briefträger stecken dem Brief in der Tasche – Bei die Post machen der sein Tasche auf	– Tind Tasten deht – Die Tind hat Bried eindecken – Kasten foch – Die Tute darz sein
Ein Laut wird falsch gebildet, (Zunge rutscht zwischen die Zähne; hier: „..") – Der Briefträger -teckt den Brief in die Ta--e – Bei der Po-t macht der -eine Ta--e auf	*Falsche Stellung der Wörter im Satz:* – Der Brief gleich rausfällt – Klappe nicht zu geht	– Der Bief ausfällt geich – Der Kappe nich zu gehen – Bie ausällt?
Gemeinsames Auftreten aller beschriebenen Merkmale: – Die Fau feut -ich, lakt und tla-t in die Hände	Gemeinsames Auftreten aller beschriebenen Merkmale: – Freuen Frau, der lachen und klatschen mit Händen	– Die Briefträger -tecken dem Brief in der Ta--e – Bei die Po-t machen der -eine Ta--e auf
		– Feuen Fau, der laken und tla-t Händen

Hinweis:
Weitere Beispielsätze sprachauffälliger Kinderäußerungen finden sich in den Übungen 11 und 12 zur Gruppenarbeit (s. unten: „Verbesserte Wiederholung", S. 108 bis 110).

M 11

Stottern: Unterscheidungshinweise zur „altersgemäßen Sprechunflüssigkeit", zum „beginnenden Stottern" und zum „chronischen Stottern"

> *Inhalt:*
>
> Redeunflüssigkeiten treten in der Sprachentwicklung unserer Kinder zwischen dem 3. und 5. Lebensjahr auf. Sie sind als „altersgemäße Sprechunflüssigkeiten" bekannt, stellen aber keine Sprachstörungen dar, obwohl sie Ähnlichkeiten mit dem beginnenden Stottern aufweisen. Die Merkmale der altersgemäßen Sprechunflüssigkeit und des beginnenden Stotterns werden beschrieben, voneinander abgegrenzt und in einer tabellarischen Gegenüberstellung veranschaulicht (Tab. 4). Dabei wird auch das chronische Stottern mit seinen Sekundärsymptomen berücksichtigt.
>
> *Ziel:*
>
> Die LeserInnen sollen auf einen Blick Unterscheidungshinweise für drei verschiedenartige Zustandsbilder von Redeunflüssigkeiten erhalten, die in der Praxis oft nicht richtig voneinander abgegrenzt werden. Die Vermittlung dieser Wissenseinheit dient der Früherkennung des Stotterns.
>
> *Einsatzmöglichkeiten:*
>
> – Für alle Zielgruppen gut geeignet.
> – Tabelle auch in Plakatform/Folie bei Informationsveranstaltungen einsetzbar.

Bei jedem Kind zeigen sich in der Regel zwischen dem 3. und 5. Lebensjahr Unflüssigkeiten im Redefluß, sog. „altersgemäße Sprechunflüssigkeiten" (früher auch „Entwicklungsstottern" genannt). Sie klingen zwar ähnlich wie ein Stottern, gehören in diesem Lebensalter aber zum normalen kindlichen Sprechverhalten und stellen damit keine Störung dar.

„Altersgemäße Sprechunflüssigkeit" und „beginnendes Stottern" lassen sich beim flüchtigen Hinhören nur schwer voneinander unterscheiden, da es bei beiden Sprechweisen zu ähnlichen Auffälligkeiten kommt: Es treten Wiederholungen auf, Laute werden gedehnt (Langziehen von Anfangsbuchstaben), und es kommt zu Unterbrechungen im Redefluß durch Pausen. Bei genauerer Analyse erkennt man aber die Unterschiede. Die Wiederholungen beziehen sich bei der altersgemäßen Sprechunflüssigkeit vor allem auf Satzteile (da war, da war, da war...), Wörter oder Silben (ei-eine), während die Wiederholungen beim Stottern vor allem kleinere Einheiten betreffen, insbesondere einzelne Laute (d-d-d-der) und die Wiederholungen bei einem Symptom dann auch gehäuft auftreten (ei-ei-ei-eine). Die Dehnungen sind bei der altersgemäßen Sprechunflüssigkeit sehr kurz (aaaber), und die Pausen

Tabelle 4 Altersgemäße Sprechunflüssigkeit – beginnendes Stottern – chronisches Stottern

Altersgemäße Sprechunflüssigkeit	Beginnendes Stottern[1]	Chronisches Stottern[3]
Wiederholungen – von Satzteilen („Und dann bin ich, und dann bin ich weggerannt!") – von ganzen Wörtern („Ich, ich, ich weiß nicht?") – selten von Silben („Ei-Eisenbahn", „Ba-Banane") *Dehnungen (Langziehen)* – eines Lautes, kürzer als 1 Sek. („mmmein", „aaaber") *Stille Pausen, Abbrüche, Neubeginn* – Vor dem Satz wird gezögert, und/oder eine Äußerung wird abgebrochen und eine Pause eingelegt, in der geeignete Wörter bzw. das richtige Sprachmuster gesucht werden (sprachliche Planung): „Und dann, und dann, dann ist das, das … Kaninchen gekommen und hat. … also, es ist mit den Füßen am, also am Gitter so hoch…, hat sich so hochgestellt und die, die Karotte reingezogen, so mit den, den. … den Zähnen."	*Wiederholungen* – von Silben („Ei-Ei-Ei-Eisenbahn", ggf. Schwa-Laut[2]: „Be-Be-Be-Banane") – von Lauten („k-kein", „T-T-Tür", „o-o-ohne") *Dehnungen* – eines Lautes, länger als 1 Sekunde („mmmmmmein", „aaaaaaaber") *(Stille) Pausen* – vor oder im Satz – ggf. innerhalb eines Wortes – „Hängenbleiben" an einem Laut: Das Weitersprechen bzw. das Bilden des nächsten Lautes gelingt nicht – ggf. Anzeichen von Verspannungen in der am Sprechen beteiligten Muskulatur (z. B. Pressen der Lippen, Zucken der Augenlider)	*Wiederholungen* – Silben (mit Schwa-Laut: „Be-Be-Be-Be-Banane") – Laute („k-k-k-kein", „g-g-gar") Frequenz der Wiederholung öfter als 2mal Sprechtempoerhöhungen bei Wiederholung *Dehnungen* – länger als 1 Sek. – Anspannungen im Mundbereich, Gesicht, Hals – mit Anstieg der Tonhöhe – mit Anstieg der Lautstärke *Pausen* („Hängenbleiben" an einem Laut) – vor und im Wort – mit und ohne Ton/Stimme – immer verbunden mit Kraft und Anstrengung der am Sprechen beteiligten Muskulatur, z. B. Zittern/ Zucken der Lippen	*Mitbewegungen* – Bewegungen von Körperpartien, die nicht unmittelbar am Sprechen beteiligt sind (Hände, Arme, Beine, ganzer Körper) *Blickkontakt gestört* – abgewandt bei Symptom – allgemein abgewandt, unstet *Starrheit der Körperhaltung* erstarrte Mimik und Gestik; „Einfrieren" von Bewegungen im Moment der Symptomproduktion (Fixierungen) *Sprachliches Vermeidungsverhalten* – Ersetzen „schwieriger" Begriffe/Wörter durch gleichartige (Synonyma) – Gebrauch von Flickwörtern („na ja", „also"), Floskeln und stereotypen Redewendungen („gewissermaßen", „wollen wir mal sagen")

Stottern: Unterscheidungshinweise

Altersgemäße Sprechunflüssigkeit	Beginnendes Stottern[1]	Chronisches Stottern[3]
		Sprachliches Vermeidungsverhalten (Forts.) – (ständiges) Umkonstruieren des Satzes (Aussage bleibt teilweise unverständlich) – Wortabbrüche; Verschlucken von Silben/Wörtern – Redeabbrüche, Schweigen – Zeichensprache (Zeigen statt Sprechen) – Allgemeine „Sprechfaulheit", Redeunlust, Einsilbigkeit (Wortkargheit kann Eindruck der Stupidität/Dummheit vermitteln) *Emotionale Beeinträchtigungen* – Erwartungsangst, Mißerfolgsvorwegnahme – Ärger- und Wutreaktionen, bezogen auf das eigene Stottern – Peinlichkeits- und Schamgefühle – Angst vor dem Stottern – allgemeine Sprechangst – Logophobie (spezifische Lautangst[4])	*Soziales Vermeidungsverhalten* – Kaschieren der Symptomatik (z. B. Kopf abwenden, Hand vor den Mund nehmen) – Vermeiden von Kommunikation und üblichen Sprechsituationen – andere für sich selbst sprechen lassen – Vermeiden von Kontaktsituationen, soziales Rückzugsverhalten *Störungsbewußtsein* Es liegen in der Regel ein ausgeprägtes Störungsbewußtsein und ein hoher Leidensdruck vor. Es kann zu einer Selbstwertproblematik gekommen sein, die von sozialen Ängsten und negativen Einstellungen sich selbst, anderen Menschen und dem Leben gegenüber geprägt ist.

[1] Störungsbewußtsein muß beim Kind nicht vorliegen.
[2] Schwa-Laut, klingt wie das „e" am Ende von „eine" und „beinahe", gilt als Warnzeichen für den Beginn des Stotterns.
[3] Die hier aufgeführten Merkmale chronischen Stotterns treten nicht immer gemeinsam bei einer Person auf.
[4] Bestimmte Buchstaben werden vom Betroffenen als extrem schwierig erlebt, Wörter mit entsprechenden Anfangslauten als typische Stotterwörter betrachtet.

signalisieren, daß das Kind innehält, um das richtige Wort zu finden oder den Ablauf des Satzes neu zu planen. Beim beginnenden Stottern ist das Langziehen einzelner Anfangsbuchstaben länger (aaaaaber), und die Pausen sind Ausdruck von körperlichen Anspannungen: Das Kind bleibt an einem Laut „hängen" (kkkkkann), oder das Aussprechen stockt ganz, und es können Verspannungen vor allem im Mundbereich sichtbar werden (sog. Mitbewegungen).

Bei der altersgemäßen Sprechunflüssigkeit läßt sich erkennen, daß die Fähigkeit, flüssig zu sprechen, ohne sich zu verhaspeln oder hängenzubleiben, erst noch erworben bzw. gefestigt werden muß, genauso wie es beim Erlernen des Laufens anfangs üblich war, zu zögern, zu stolpern, hinzufallen und sich dann wieder mühselig aufzurappeln. Bei einem richtigen Stottern erkennt man, daß die inhaltliche Aussage bereits gedanklich präsent ist, das Aussprechen aber – meist durch zu viel Krafteinsatz der am Sprechen beteiligten Muskulatur – beeinträchtigt ist.

In der Regel dauern altersgemäße Sprechunflüssigkeiten nicht länger als ein halbes Jahr an. Wird dieser Zeitraum überschritten, müssen Eltern achtgeben, daß sich die Unflüssigkeiten nicht zu einem echten Stottern entwickeln. Als zusätzliches Erkennungszeichen kann dabei der sog. „Schwa-Laut" dienen, der wie das „e" am Ende von „eine" und „beinahe" klingt. Bei Wiederholungen ist nun dieser „e"-Laut zu hören, obwohl er in der Lautabfolge des Wortes nicht vorkommt: Statt „Ba-ba-banane" sagt das Kind nun „Be-be-be-banane". Auch kann es – wenn sich die Sprechunflüssigkeit zu einem Stottern verfestigt – bei Wiederholungen zu dem Phänomen der Sprechtempoerhöhung kommen: Das Tempo der Wiederholungen wird z. B. bei einer Silbe zunehmend schneller. Oder bei Dehnungen ist ein Ansteigen der Lautstärke bzw. der Tonhöhe zu verzeichnen. Vielleicht zeigt sich beim Kind auch schon eine gewisse Sprechunlust oder Sprechscheu: Es spricht nicht zu Ende, bricht resigniert ab nach dem Stottern, blickt zu Boden oder ärgert bzw. schämt sich. Oder es will bestimmten Sprechsituationen ganz aus dem Weg gehen. Allerdings liegt bei Kindern mit einem beginnenden Stottern nicht immer ein Bewußtsein von der Gestörtheit des eigenen Sprechens vor, und selbst wenn ein solches Störungsbewußtsein existiert, verhalten sich viele stotternde Kinder (zumindest in der ersten Zeit) noch völlig unbefangen ihrem eigenen unflüssigen Sprechen gegenüber. Es muß also nicht zwangsläufig ein Leidensdruck mit dem Stottern einhergehen. Ganz anders beim chronischen Stottern: Hier liegt in der Regel ein stärkerer Leidensdruck vor mit einer ganzen Reihe an Begleitsymptomen (Sekundärsymptome). Diese zeigen sich nicht nur im Sprechverhalten, sondern sie haben oft Auswirkungen auf die psychische und soziale Entwicklung des stotternden Menschen und seine gesamte Lebenssituation.

In Tab. 4 sind die beschriebenen Punkte noch einmal gegenübergestellt. Der Leser erhält detaillierte Hinweise, die vor allem für eine Früherkennung des Stotterns, eine der schwersten kindlichen Sprachstörungen, wichtig sind.

Weitere Einzelheiten zur altersgemäßen Sprechunflüssigkeit, zum beginnenden Stottern und zum chronischen Stottern sowie Empfehlungen für angemessenes Erziehungsverhalten finden sich in dem Beratungsbrief für Eltern und Erzieher stotternder Kinder (M 19).

M 12

Kindliche Stimmstörungen

Inhalt:

Es wird eine allgemeine Beschreibung von Stimmstörungen gegeben und über die Notwendigkeit und Art ihrer Behandlung informiert.

Ziel:

Es soll der Tendenz entgegengewirkt werden, Auffälligkeiten der Stimme zu „überhören", sie unbehandelt zu lassen.

Einsatzmöglichkeiten:

Gut für alle Zielgruppen geeignet; besonders wichtig für Erzieherinnen und Erzieher.

„Wie lustig sich Peter anhört!" Die Erzieherinnen schmunzeln. Der kleine zarte Peter spricht mit gespitztem Mund und piepsigem Stimmchen, das ganz zu seinem zarten Wesen zu passen scheint. Marie hingegen, mal wieselflink, mal Tolpatsch, hat eine krächzende „Reibeisenstimme", daß man sich jedesmal räuspern möchte, wenn man sie hört. Das ist ihre Eigenart; alle kennen und lieben sie so. Und keiner findet etwas Auffälliges an Peter und Marie. Noch nicht. – Aber wie ist es, wenn sie älter werden? Wie wirkt Peter dann mit seiner überhöhten, piepsigen Stimme? Und Marie? Werden die Jugendlichen das „Reibeisen" schonungslos hänseln? Was einst „niedlich" war, wird mit der Zeit meist zu einer Auffälligkeit, die für die Betroffenen vielfach unangenehm werden kann.

Eine kindliche Stimmstörung wird oft „übersehen": Eltern und ErzieherInnen sind durch den täglichen Kontakt mit dem Kind so an sein Sprechen gewöhnt, daß sie das Ungewöhnliche der Stimme gar nicht mehr bemerken. Dabei ist für einen Fremden die Störung meist sehr deutlich erkennbar: Der „normale" Klang der Stimme ist verändert, Lautstärke bzw. Tonhöhe zeigen deutliche Abweichungen (Fachleute sprechen hier von „Dysphonien"). Solche Kinder sind immer wieder in Kindertagesstätten anzutreffen. Meistens ist bei ihnen „organisch" alles in Ordnung; nur ganz selten liegen Fehlbildungen, Verletzungen im „Stimmapparat" oder Ähnliches vor. In der Regel ergibt sich der andere Klang lediglich durch einen falschen Gebrauch der Stimme bzw. der an der Stimmbildung beteiligten Muskulatur, der Atmung und der „Klangräume". Das tritt bei Jungen wie bei Mädchen in gleicher Weise auf.

Meist wird mit zuviel Kraftanstrengung gesprochen – ein Übermaß an Spannung liegt vor. Dann wird die Stimme über lange Zeit durch hohes oder lautes Sprechen, Schreien oder Singen überbeansprucht. Die Muskelspannung des gesamten Körpers ist erhöht. Beim Sprechen wird auffällig gepreßt. Manchmal werden dabei sogar die Venen am Hals sichtbar. Die Stimme klingt in der Folge heiser („Hyperphonie" ist hier der Fachausdruck); die Atmung ist auffällig mühsam. Am Ende eines Tages können diese Kinder – durch die Überbeanspruchung der Stimmlippen – manchmal dann gerade noch flüstern. Spricht das Kind gewohnheitsmäßig in dieser Art und Weise, können sich an den Stimmlippen (sie sind für den Klang unserer Stimme verantwortlich) stecknadelkopfgroße Gewebepolster bilden, die sog. Stimmlippen- oder Schreiknötchen. Die Stimmlippen sind dann in ihrer Schwingungsfähigkeit beeinträchtigt und schließen nicht mehr richtig. Die Luft entweicht, die eigentlich zur Stimmbildung benötigt wird, was nicht selten dazu führt, daß das Kind bei der Stimmgebung nun noch stärker preßt. Die Stimme hört sich jetzt heiser an.

Heiser kann sich die Stimme bei einem stimmgestörten Kind auch dann anhören, wenn es zu wenig Spannung zur Stimmproduktion verwendet: Die Stimme klingt verhaucht, wird leiser und leiser. Diese Form des falschen Stimmeinsatzes (Hypophonie) kommt allerdings viel seltener vor als die vorher beschriebene Stimmgebung mit überhöhter Spannung.

Stimmknötchen sind ernst zu nehmen. Nicht selten gehen mit ihnen entzündliche Prozesse an den Stimmlippen einher. Bevor man operative Eingriffe zur Entfernung der Knötchen in Erwägung zieht, muß erst einmal alles unternommen werden, um das Kind zu einem leiseren und weniger kraftvollen Sprechen zu motivieren. Bei einer Operation würden nämlich kleine Vernarbungen übrigbleiben, die die Schwingungsfähigkeit der Stimmbänder beeinträchtigen. Wenn das Kind jetzt nicht gelernt hat, spannungsfreier zu tönen und zu sprechen, bestünde verstärkt die Gefahr, daß es an den vernarbten Stellen zu einer erneuten Knötchenbildung kommt – und der Teufelskreis könnte sich zuspitzen.

Bei Stimmstörungen ist eine gründliche Untersuchung durch einen Facharzt unerläßlich, um mögliche organische Ursachen oder Veränderungen im Bereich der Stimmbänder nicht zu übersehen. Ein Hals-Nasen-Ohren-Arzt ist hier die richtige Adresse, vor allem dann, wenn er die Zusatzqualifikation „Stimm- und Sprachheilkunde" besitzt oder „Phoniater" ist (Facharzt für Stimm- und Sprachheilkunde). Der Arzt wird in vielen Fällen eine logopädische Behandlung verordnen. Allerdings wird es jeweils vom Alter und von der Art der Stimmstörung abhängen, wie die Logopädin im einzelnen vorzugehen hat. Dabei wird sie immer zu berücksichtigen haben: Je jünger das Kind ist, desto indirekter und spielerischer muß an der Stimme gearbeitet werden. Und: Immer hat die Elternberatung vorrangige Bedeutung, da die Änderung des Stimmgebrauchs dem Kind nur dann gelingen kann, wenn das gesamte Umfeld mitarbeitet.

Ursachen von Störungen des Sprechens und der Sprache

M 13

Ich bin doch nicht schuld – oder?

> *Inhalt:*
>
> „Bin ich als Mutter oder Vater für die Entstehung von Sprachstörungen verantwortlich? Muß ich die Ursachen der Sprachauffälligkeiten ergründen, um meinem Kind helfen zu können?" Diese wichtigen Fragen werden in anschaulicher Weise in der nachfolgenden Materialieneinheit besprochen.
>
> *Ziel:*
>
> Es soll aufgezeigt werden, wie ein Steckenbleiben in der oft quälenden Schuldfrage überwunden werden und durch eine positive Haltung zur Veränderbarkeit der Sprachauffälligkeiten des Kindes abgelöst werden kann.
>
> *Einsatzmöglichkeiten:*
>
> Für alle Zielgruppen gut geeignet.
> Besonders in der Erstberatung von Eltern hilfreich.

Es war einmal ein Mann. Er war unglücklich, weil die Früchte seines Gartens nicht wuchsen. So begann er, nach dem „verhexten Stein" zu graben, der – wie er glaubte – im Boden verborgen das Wachstum der Pflanzen zum Erliegen brachte. Doch der Stein war nicht zu finden. Er grub viele Löcher. Sein Spaten zerbrach. Sein Rücken wurde krumm. Manchmal stürzte er in der Dunkelheit in ein gerade ausgehobenes Loch. Dann schrie er, verfluchte sich selbst oder beschimpfte die Pflanzen. Und auch der Spaten mit dem goldenen Knauf, den er nach Jahren endlich im Ausland entdeckte, ließ ihn den Stein nicht aufspüren. Da zerbrach sein Herz, und man fand den Mann eines Morgens tot im Garten in einer der vielen Gruben.

Dies ist eine merkwürdige Geschichte: Wieviel Energie hat der Mann eingesetzt und ist doch nicht fündig geworden! – Eltern sprachgestörter Kinder bemühen sich oft sehr intensiv, die Ursachen der Sprachauffälligkeit zu ergründen. „Wenn die Ursachen bekannt sind", so meinen sie, „läßt sich die Störung beheben."

Voller Selbstzweifel sitzt so manche Mutter im Gespräch mit der Logopädin und schlägt die Hände vors Gesicht: „Vielleicht liegt es an mir? Was habe ich denn nur falsch gemacht?" Sie fühlt sich schuldig für die Sprachstörung ihres Kindes. Seit Jahren quält sie das Gefühl, in der Erziehung versagt zu haben. Sie kann sich ihrem Kind nicht mehr in Ruhe zuwenden, sich an ihm freuen. Ständig klingt ihr seine auffällige Sprechweise im Ohr. Und auch im Gespräch mit Freunden konnte sie die

Ursachen der Sprachstörung nicht finden: „Vielleicht liegt es ja gar nicht an uns. Als Vera von der Treppe gestürzt ist, da hat es begonnen. Oder war es ein halbes Jahr später, als sie vom Hund gebissen wurde?"

Mancher Vater sitzt enttäuscht dem Berater gegenüber, weil sein „Früchtchen" sich nicht so entwickelt, wie er es sich vorstellt. Er müht sich redlich, sein Kind zu verstehen und das Sprachproblem zu begreifen – aber oft überkommt ihn einfach nur Wut und Ärger. Und er schimpft dann. Und fühlt sich anschließend hilflos: „Liegt's an der Vererbung?" „Ist's vom Schicksal gegeben?" „Peter braucht einfach nur Zeit – ich war doch auch ein Spätentwickler." „Und im übrigen geht meine Frau viel zu nachgiebig mit dem Jungen um!"

Was war der Stein des Anstoßes? –

Wir haben großen Respekt vor Eltern, die zu „graben" beginnen, die nach den Ursachen suchen und sich selbst dabei nicht aussparen. Aber vielfach ist dies der Weg, der nicht zum Ziel führt: Oft läßt sich im nachhinein keine bestimmte Ursache aufspüren, von der aus die Sprachstörung ihren Anfang genommen haben könnte. Zum anderen erlaubt der gegenwärtige wissenschaftliche Forschungsstand bei Störungen des Sprechens und der Sprache keine eindeutigen Aussagen über allgemeinverbindliche Entstehungsursachen: Es muß immer von einem Bündel von verursachenden Faktoren ausgegangen werden (M 14). Meist gibt es eben nicht nur eine Ursache.

Oft bleibt das „Graben" aber vor allem deswegen unproduktiv, weil es resignativ macht. Vielen „Grüblern" fehlt die Kraft, sich aktiv mit den konkreten Veränderungsmöglichkeiten auseinanderzusetzen. Das „Graben" kann Schuldgefühle und Selbstzweifel hervorrufen. Dabei wollen doch Eltern nur das Beste für ihr Kind. Sie wissen es oft nicht anders oder übernehmen das Erziehungsmuster ihrer eigenen Eltern. Selbstvorwürfe führen nicht aus dieser Sackgasse heraus. Statt dessen gilt es, die Entwicklungschancen des eigenen Kindes zu betrachten: Unabhängig davon, was im einzelnen die Sprachauffälligkeit hervorgerufen haben mag und wie stark die Auffälligkeiten ausgeprägt sind, können Eltern und Erzieher ihre Kinder vielfältig fördern (M 15 bis M 19). Wichtig dabei ist, dies wahrzunehmen und nicht bereits bei der Suche nach dem „bösen Stein" außer Puste zu geraten. Statt sich beim Graben zu erschöpfen, hätte der Mann aus der Geschichte den Garten besser düngen sollen, er hätte den Boden mit Wasser und Nährstoffen versorgen und unnötigen Schatten beheben können, indem er die Pflanzen „ins rechte Licht" hätte stellten oder den Abstand zwischen ihnen zurechtrücken können (siehe „Der Sprachbaum", M 1, Abb. 1). Die Pflanzen hätten es ihm gedankt. Und unser Mann hätte sich am Blühen und an den reifenden Früchten erfreuen können.

Eltern können viel für das Wachstum ihrer Kinder tun, die Sprachentwicklung anregen und sich dabei gegebenenfalls durch Fachleute unterstützen lassen. Sie können zwischenmenschliche Kommunikation zu einer attraktiven Angelegenheit machen.

Für das Gedeihen der Kinder ist die „Gießkanne" oft nützlicher als der „Spaten".

M 14

Vier Ursachenbündel

Inhalt:

Störungen des Sprechens und der Sprache haben in der Regel immer mehrere Ursachen. Diese lassen sich den folgenden vier Bereichen zuordnen: soziokulturelle, organische, vererbungsbedingte und psychische Ursachen. Sie werden im Schaubild dargestellt (Abb. 6) und im Begleittext erläutert.

Ziel:

Es soll verdeutlicht werden, daß das Zusammenwirken sehr verschiedenartiger Faktoren für die Entstehung von Störungen des Sprechens und der Sprache verantwortlich ist.

Einsatzmöglichkeiten:

Für alle Zielgruppen gut geeignet.

Multifaktorielle Erklärung

Welche Ursachen sind heute bekannt, die für die Entstehungen von Sprachstörungen verantwortlich gemacht werden? Die Fachwissenschaften haben darauf noch keine eindeutige Antwort liefern können. Aber mit Sicherheit weiß man heute, daß es nicht eine einzelne Ursache, sondern in der Regel immer mehrere Ursachen (Faktoren) sind, die zu einer Sprachstörung führen und ihre Aufrechterhaltung bedingen können. Wir sprechen daher von einer multifaktoriellen Erklärung. Im einzelnen können die Ursachen vier Bereichen (Ursachenbündeln) entstammen (Abb. 6):

Organische Ursachen

Hierzu gehören z. B.
- Mißbildungen bzw. Schäden der Sprechwerkzeuge (z. B. Lippen-Kiefer-Gaumen-Spalte),
- Hörstörungen zentraler Art (die Störung liegt in dem für das Hören verantwortlichen Teil des Gehirns) oder peripherer Art (Störung in den Nervenbahnen oder im Ohr selbst),
- Bewegungsstörungen (z. B. Spastik) oder
- weitere neurologische Störungen: Sie können vor der Geburt entstehen (z. B. durch Röteln der Mutter oder Alkoholmißbrauch) oder während der Geburt (z. B. Sauerstoffmangel) oder danach (z. B. Unfälle).

Ursachen von Störungen

Vererbte Ursachen

Sprachstörungen werden nicht vererbt, wie andere Merkmale des Menschen (z. B. Hautfarbe oder Haarwuchs). Aber mit der körperlichen und seelischen Beschaffenheit eines Menschen, seiner Konstitution, die er durch Erbanlagen mitbekommt, kann auch eine Bereitschaft zu Sprachstörungen vererbt werden. Wir sprechen dann von einer sog. „Disposition" oder von einem „Sprachschwächetyp". Auf dem Hintergrund dieser Sprachschwäche kann sich eine Sprachstörung eher als bei anderen Kindern entwickeln, sie muß aber nicht auftreten.

Soziokulturelle Ursachen

In unserer Zeit tritt die Bedeutung des Miteinandersprechens zunehmend in den Hintergrund: So verdrängen der steigende Fernsehkonsum und die bereits erschreckende Videosucht die direkten Sprechangebote wie Geschichtenvorlesen, Wortspiele, Verse und Lieder. Vor dem Fernseher findet keine Kommunikation statt: Oft kommt das Kind mit Filmen in Berührung, die nicht altersgemäß sind, und sitzt doch stumm und allein davor, kann nicht nachfragen, nichts weitererzählen wie beim Bilderbuchanschauen – seine Phantasie verkommt vor der „Glotze".

Darüber hinaus können allgemeingültige gesellschaftliche Normen und Wertvorstellungen als verursachende Faktoren von Sprachstörungen verstanden werden, z. B. wenn man bedenkt, daß es in unterschiedlichen Kulturen und Gesellschaften sehr verschiedenartige Maßstäbe gibt, was ein Kind alles zu leisten habe. Oder man denke an die Einstellung, daß sich das Sprechen irgendwie schon von selber entwickeln werde, ohne daß gezielte Sprachanregungen notwendig wären. Der Anspruch, gut sprechen zu müssen, macht automatisch diejenigen zu „Versagern", die noch etwas Zeit für ihre sprachliche Weiterentwicklung benötigen.

Auch können ungünstige Umstände bei einer zweisprachigen Erziehung (M 20 und M 21) oder eine belastende Wohnumwelt und schwierige wirtschaftliche Lebensverhältnisse Sprachstörungen mitbedingen.

Psychische Ursachen

Zum vierten Ursachenbündel rechnen die seelischen Belastungen, denen ein Kind in seiner frühen Entwicklung ausgesetzt sein kann: Partnerschaftskrisen, Trennung der Eltern, Geschwisterrivalitäten, fortdauernder Streit, längere Trennung von der Familie durch Aufenthalt im Krankenhaus oder Heim. Auch sog. neurotische Störungen bzw. Fehlentwicklungen von Kindern können der Grund für die Entstehung von Sprachstörungen sein, ebenfalls Erziehungsunsicherheiten der Eltern (z. B. Inkonsequenz oder Überbehütung) bzw. deren unterschiedliche Erziehungsstile.

Beim Sprechen werden nicht nur Wörter vermittelt und Inhalte transportiert, sondern es drückt sich dabei immer auch die jeweilige Beziehung zum Gesprächspartner aus. Die Art der Kommunikation vermittelt dem Kind, ob es angenommen oder abgelehnt, unterstützt oder allein gelassen wird, ob es die Welt als gefährlich erleben muß oder sich zutrauen kann, sie neugierig zu erobern.

Der psychische Anteil einer Sprachstörung darf nie unterschätzt werden. Aber auch deren psychische Folgen sind zu berücksichtigen: so z. B. der psychische Druck, der auf dem Kind lastet, wenn es durch andere gehänselt wird, oder der auf die Eltern einwirkt, wenn andere Bezugspersonen die Sprachauffälligkeit beanstanden.

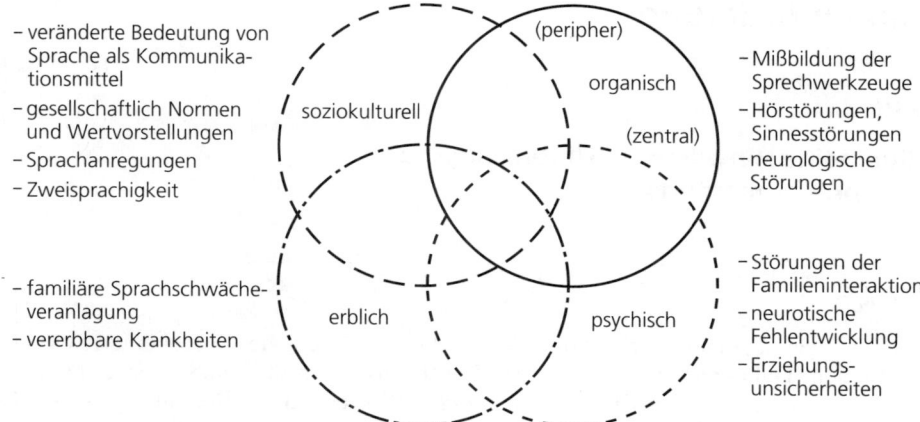

Abb. 6 Vier Ursachenbündel von Störungen des Sprechens und der Sprache

Diagnostik zur Ursachenklärung erlaubt gezielte Behandlung

Die Klärung der Ursachen ist Aufgabe von Fachleuten, die Experten in der Diagnostik und Behandlung von Sprachstörungen sind: In sorgfältigen Untersuchungen des Kindes und Gesprächen mit den Eltern kann herausgefunden werden, welche Faktoren wohl zur Entstehung der Sprachstörung beigetragen haben und in welcher Gewichtung dabei die einzelnen vier Ursachenbündel beteiligt waren.

Die Fördermaßnahmen bzw. die therapeutischen Schritte, die für das Kind notwendig sind, orientieren sich in der Regel immer an den Entstehungsursachen der Sprachstörung: Deswegen werden bei unterschiedlichen Kindern auch unterschiedliche Maßnahmen eingesetzt. Je früher Eltern, Erzieher, Ärzte, Vorklassenleiterinnen und Lehrer Sprachauffälligkeiten wahrnehmen und eine fachkundige Untersuchung einleiten, desto besser sind die Erfolgsaussichten bei einer notwendig werdenden Behandlung. Für Veränderungsmöglichkeiten von Störungen des Sprechens und der Sprache bieten sich heutzutage vielfältige Wege – das gilt auch für solche Sprachstörungen, die durch erbliche Faktoren mitbedingt sind.

Da verschiedene Ursachenbereiche in die Arbeitsgebiete unterschiedlicher Berufsgruppen fallen, ist oft eine Zusammenarbeit mehrerer Fachleute zum Wohl des Kindes notwendig: Das kann sich sowohl auf die diagnostische Abklärung einer Störung beziehen (Untersuchung durch verschiedene Experten) als auch auf die Durchführung der Behandlungsmaßnahmen.

Bei der genauen Ursachenklärung wird deutlich werden, ob die Sprachstörung – bei einer ansonsten normalen Gesamtentwicklung des Kindes – eine isolierte Störung ist oder ob die Störung in Kombination mit anderen Auffälligkeiten auftritt, z. B. auf dem Hintergrund einer allgemeinen Entwicklungsverzögerung. Sie kann auch einhergehen mit psychischen Auffälligkeiten oder speziellen Behinderungen (z. B. einer Körperbehinderung) oder der Ausdruck einer Teilleistungsstörung sein, die anzeigt, daß eine bestimmte Grundfähigkeit, z. B. das Gedächtnis für akustische Reize oder für deren Reihenfolge, gestört ist.

Sprachförderung

M 15

Allgemeine Hinweise zur Unterstützung des Sprechenlernens

Inhalt:
Es werden allgemeingültige Hinweise zur Unterstützung des Sprechenlernens gegeben. Dabei wird versucht, einige Voraussetzungen für den Spracherwerb zu beschreiben. In den Elternempfehlungen geht es um die Bedeutung eines guten Sprachvorbildes, um den Spaß, den Sprechen machen sollte, um das Zuhörenkönnen und das spielerische Mitplappern der Eltern, um die Annahme auch der „fehlerhaften" kindlichen Sprechweise, um die Unterstützung der Kontaktfähigkeit des Kindes und die Bedeutung des Spiels für die kindliche Entwicklung.

Ziel:
Die Materialeinheit will die große Bedeutung, die das Sprechen als Verständigungsmittel zwischen Menschen besitzt, verdeutlichen. Und sie will allgemeine Erziehungshaltungen zum Thema machen, die vorliegen müssen, damit Sprache überhaupt erst durch ein Kind erworben werden kann. In Kombination mit dem „Sprachbaum" (M 1: hier vor allem „Sonne" und „Gießkanne", Abb. **1**) will die Materialeinheit 15 eine Diskussion über allgemeinere Erziehungsfragen anregen.

Einsatzmöglichkeiten:
– Ohne Einschränkung.
– Gut geeignet für Elterngruppen zur Anregung von Diskussionen über allgemeine Erziehungsfragen, die über das Sprechenlernen hinaus von Bedeutung sind.

Leben bedeutet Sprechen

Leben bedeutet Kontakt zu anderen Menschen haben. Leben bedeutet von Stimmen „berührt" werden. Schon der Säugling erfährt, daß die Menschen, die ihm die Milch geben und ihn streicheln, ihn pflegen und mit ihm spielen, immer auch sprachlich mit ihm in Verbindung treten: Laute und Töne begleiten ihr Handeln, sind wie Brücken, die Verbindung schaffen. Vom Arm der Mutter aus verfolgt das Kleinkind die Begegnung mit anderen Menschen. Im Bäckerladen, beim Fleischer, an der Kasse des Selbstbedienungsgeschäftes, im Gespräch mit der Nachbarsfrau, überall sind

Stimmen und Klänge wahrzunehmen, die aus Mündern kommen und Menschen zueinander in Beziehung setzen.

Für die gesamte Entwicklung, insbesondere aber auch für die Sprachentwicklung ist es wichtig, daß das Kind der Welt des Redens und der Sprache mit Neugier und Interesse gegenüberstehen kann.

Das Sprachvorbild der Eltern ist hierfür von zentraler Bedeutung.

Eltern, die gerne reden und sich immer wieder sprachlich auf ihr Kind beziehen, die mitteilen, was in ihrem Alltag passiert und dabei nicht nur über die äußeren Dinge der Welt sprechen, sondern auch über die inneren Dinge, über ihre Gedanken und Gefühle, Wünsche und Phantasien, sind lebendige, sprachliche Vorbilder, die die natürliche Nachahmungsfreude ihres Kindes wecken und es so zum Nachmachen, zum Mitsprechen animieren.

Sprechen soll Spaß machen und nicht auf Druck erfolgen.

Eltern, denen es gelingt, ihr Kind zum Sprechen anzuregen, spüren meist rechtzeitig, wann sie im Begriff sind, ihr Kind mit Worten zu erschlagen, es zu überhäufen oder zuzuschütten. Sie lassen dem Kind genügend Spielraum für eigene Äußerungen, belassen ihm die Freiheit, wann es reden will und wann nicht. Sie fordern sein Sprechen nicht („Sag der Oma, was das ist!"), heben es nicht stolz auf ein Podest, um seine Fortschritte zu demonstrieren. Sie lassen es einfach reden, lassen ihm den Spaß am Plappern, so wie ihm der Schnabel gewachsen ist, auch wenn es nicht immer zu verstehen ist oder „falsch" herauskommt.

Reden bedeutet, zu sich selber stehen zu können

Es gibt so viele Erwachsene, die vorsichtig und ängstlich mit ihren eigenen Gedanken hinterm Berge halten, die sich ihrer selbst nicht sicher sind und daher oft nicht wissen, was sie sagen sollen oder ob sie das, was sie eigentlich denken, sagen dürfen.

Wenn wir über Kindererziehung nachdenken, wollen wir natürlich, daß aus unseren eigenen Kindern Wesen werden, die später selbstsicher durchs Leben gehen und Zutrauen in ihr eigenes Handeln besitzen. Können wir als Eltern dazu beitragen? Ja, das können wir! Für die Entfaltung der kindlichen Persönlichkeit, aber auch seiner Sprachentwicklung ist es wichtig, wie Eltern und Erzieher bereits in den ersten Lebensmonaten auf die kindlichen Lautäußerungen reagieren.

Zuhören!

Zuhören ist eine wichtige Voraussetzung, die wir Erwachsenen leisten müssen, damit unsere Kinder sich sprachlich entfalten können:

Wenn wir mit Anteilnahme zuhören, fühlt sich das Kind ernst genommen und seine Bereitschaft, sich mitzuteilen, wächst.

Zuhören bedeutet also, beim anderen zu sein. Dazu müssen wir allerdings die Kunst beherrschen, den Mund zu halten bzw. im richtigen Augenblick schweigen zu können. Wir müssen uns – wollen wir Experten im Zuhören werden – vom inneren Druck befreien, dem Kind ständig etwas bieten zu müssen (z. B. die eigene Schlagfertigkeit, Lebenserfahrung oder Klugheit).

Die Lautäußerungen der Kinder spielerisch aufgreifen!

Auch das tun Eltern, die ihre Kinder in ihrer sprachlichen Sicherheit stärken: Sie imitieren das Lallen der Säuglinge, ahmen gemeinsam mit den kleinen Kindern Geräusche nach, „bellen wie Hunde" und „krähen wie Hähne", schneiden Gesichter und machen Faxen. Die Kinder „spiegeln" sich in den Gesichtern ihrer Eltern wider, nehmen deutlicher wahr, was sie selber tun, und sie fühlen, daß sie wichtig genommen werden.

Und auch bei ganz kleinen Kindern, die von sich aus eher passiv wirken, kann schon die Sprechfreude angeregt werden: Der Erwachsene wiederholt alle Töne und Lautmalereien des Kindes; er kann dabei die Betonung verändern, die Lautstärke, den Stimmklang, kann mit dem Rhythmus der Silben spielen. Durch die „echoartige" Reaktion des Erwachsenen kommt es zum „Aufschaukeln" der sprachlichen Aktivität des Kindes – und es kann sich eine Art Dialog entwickeln.

Die Sprachversuche annehmen, auch wenn sie noch nicht perfekt sind!

Wie wohltuend ist es, wenn eine Äußerung, zu der wir uns als Erwachsene in einer geselligen Runde mit Herzklopfen durchringen konnten, bestätigt und von einem anderen aufgegriffen wird. Wie schwer fällt es uns, noch einmal von vorn anzusetzen, wenn jemand vorgibt, unsere Äußerung nicht verstanden zu haben. „Das habe ich nicht verstanden", sagen auch immer wieder unbedachte Erwachsene, die Kinder dazu bringen wollen, sich besser auszudrücken. Oder die Erwachsenen fordern, das gerade Gesagte noch einmal richtig zu wiederholen. Wie soll da ein Kind, das sich natürlicherweise in einem noch unfertigen Stadium der Sprachentwicklung befindet, Zutrauen zu seinen sprachlichen Fähigkeiten gewinnen können? Eltern sollten hinhören auf das, was das Kind zu sagen hat, auf die Inhalte und Mitteilungen und dadurch die Sprechfreude stärken und den Kontakt aufgreifen, den das Kind mit seinen Äußerungen eingehen möchte.

Wenn Eltern sich ihrem Kind zuwenden und schon seinem Lallen und Gurren, seinen ersten Silbenwiederholungen und Wortversuchen Beachtung schenken (und nicht erst seinen „richtigen" Wörtern und vollständigen Sätzen), wenn sie sich über seine Mitteilungen freuen und ihm immer wieder zeigen, daß sie seine Sprachbemühungen anerkennen, dann wird ein solches Kind sich seiner eigenen sprachlichen Fähigkeiten bewußt werden können und zunehmend sicherer sprechen. Denn Kinder lernen sich selbst erst dadurch zu akzeptieren, daß sie von den Erwachsenen ihrer Umwelt akzeptiert werden. Erst wenn wir als Erwachsene zu dem Sprechen unserer Kinder (und zu seinen Anfängen) stehen, lernen sie, zu sich selber zu stehen und sich selbstsicher mitzuteilen.

Reden bedeutet, Mut zum Kontakt haben

Beziehungen zu anderen Menschen herstellen will gelernt sein! Es ist nicht so einfach, Kontakt zu knüpfen. Als Erwachsene merken wir das, wenn wir mit Personen näher bekannt werden wollen, die uns fremd sind.

Sprechen ist eine Fähigkeit, die Kinder nur im Kontakt mit anderen Menschen erwerben können, und die sie auch nur im Kontakt mit anderen Menschen ausprobieren und verfeinern können. So ist es eine wichtige Grundvoraussetzung zur Entwicklung der Individualität eines jeden Menschen, daß Kinder bereits in frühen Jahren lernen, Beziehungen angstfrei aufzunehmen und auszuhalten. Erst wenn sich ein Kind ohne Scheu im Kontakt frei bewegen kann, hat es die Voraussetzung, mit Erfolg sprechen zu lernen.

Im Kontakt miteinander fällt es Kleinkindern schwer, ihre anfangs oft sehr egoistischen Bedürfnisse in Einklang mit den Bedürfnissen anderer zu bringen. Das ist kein leichter Prozeß, auch für die zuschauenden Eltern nicht, die sich wegen der Allüren ihrer „kleinen Prinzessin" oder ihres „Paschas" nicht selten schämen. Aber zum Glück bleibt es nicht beim Hauen und Wegnehmen, beim Kratzen und Sich-auf-den-Boden-Werfen. Es bedarf allmählich auch des Sprechens, des Schimpfens und Schreiens erst, dann aber bald auch des Argumentierens, des Nachfragens und Erklärens, des Versprechen-Gebens und Zugeständnisse-Machens. Kinder lernen, sich in Beziehung zu setzen durch ihr tägliches Miteinander-Reden, das nun immer differenzierter wird, je intensiver sie Kontakt pflegen. Sie üben sich im Verstehen und Beherrschen der Sprache durch ihre täglichen Kontakte zu anderen Menschen. Und dazu sind Gleichaltrige am besten geeignet.

Was würde eine Sprache nützen, die die Kinder sich nicht anzuwenden trauten? Oder anders ausgedrückt: Kinder lernen nur dann sprechen, wenn sie sich auch trauen, die Sprache im Kontakt zu anderen Menschen anzuwenden. Und wir können dies als Eltern unterstützen:

Kontakt zu Gleichaltrigen ermöglichen!

Wir können dafür sorgen, daß unsere Kinder Spielgefährten finden und täglich Zeit haben, sich mit ihnen zu beschäftigen.

Sich Zeit nehmen zum Spiel mit dem Kind!

Spielen stellt eine vorzügliche Möglichkeit dar, die Kommunikationsfähigkeit unserer Kinder zur Entfaltung zu bringen. Im Spiel gibt es ständig Anlässe, etwas mitzuteilen, den anderen auf etwas aufmerksam zu machen, ihn etwas tun zu lassen, ihn fragen zu müssen. Spielen ist für Kinder eine lustvolle Unterhaltung, die ununterbrochen stattfindet, selbst dann, wenn geschwiegen wird oder die Kinder noch zu klein zum Sprechen sind: Es geht immer darum, sich zu verständigen, durch Blicke, durch Körperkontakt, durch vielfältige mimische Signale, durch Gesten und Körperbewegungen. Und das Typische für ein Spiel ist, daß es Spaß macht. Und dann macht auch das Kommunizieren Spaß, sei es mit Händen und Füßen oder mit Worten und Sätzen. Und wir als Erwachsene brauchen uns nicht skeptisch zu fragen, ob Spielen vergeudete Zeit darstellt, in der nichts Anständiges geschafft würde. Nein, nein – wir nehmen uns bewußt die Zeit, um regelmäßig mit unseren Kindern zu spielen. Und wir können dabei sicher sein, daß unsere Kinder nicht nur neue Wörter im Spiel lernen, sie erproben und immer gewandter im sprachlichen Ausdruck werden. Kinder erwerben im Spiel eine Unmenge anderer Fähigkeiten, die wichtig für ihre gesamte psychische und körperliche Entwicklung sind: Sie werden sicherer in ihren Bewegungen, geschickter mit den Fingern, ausdauernder in ihrer Konzentration. Sie lernen, genauer wahrzunehmen und besser zu unterscheiden, entwickeln einfallsreichere Ideen und selbständige Gedanken. Sie schlüpfen zunehmend häufiger in die Haut anderer Personen, ahmen diese nach und erproben dabei neue Handlungsmöglichkeiten. Sie sind immer wieder gezwungen, sich an die Mitspieler zu wenden und diese zu berücksichtigen. Insgesamt erwerben sie dadurch all die Fähigkeiten, die notwendig sind, um zwischenmenschliche Beziehungen gestalten zu können.

M 16

Wie man sprachgestörte Kinder in ihrer Kommunikation fördern kann

Inhalt:

Nachdem das Sprechenlernen als ein Prozeß beschrieben wird, der in der Regel „wie von selbst" abläuft, ohne daß wir Erwachsene ihn steuern müßten, wird auf die Notwendigkeit der gezielten Sprachförderung verwiesen, die immer dann nötig ist, wenn deutliche Abweichungen in der Sprachentwicklung vorliegen. Anschließend werden neun Prinzipien beschrieben, die eine sinnvolle Sprachförderung im alltäglichen Umgang mit dem Kind erlauben.

Ziel:

Mit Hilfe dieser Informationseinheit sollen Eltern, interessierte Laien und Fachleute Anregungen für den Umgang mit sprachauffälligen Kindern erhalten. Neben der Vermittlung von konkreten Handlungshilfen zur Sprachförderung sollen auch günstige Erziehungseinstellungen thematisiert werden.

Einsatzmöglichkeiten:

– Als Grundlage für Diskussions- und Trainingsgruppen von Eltern und Fachleuten, aber auch zusätzlich zum eigenständigen Literaturstudium gut geeignet.
– Immer auch in Ergänzung zu M 15 zu verwenden.
– Die Kenntnis von M 16 wird vorausgesetzt für die Bearbeitung von M 17.

Sprechen lernt sich „wie von selbst"

Die sprachliche Entwicklung des Säuglings und Kleinkindes verläuft in den meisten Fällen „wie von selbst". Oft spüren wir als Erwachsene gar nicht, daß das Kind Fortschritte macht. Wir registrieren zwar mit Freude das erste „Mama" und „Papa" und auch ab und zu besonders einprägsame neue Wörter. Genauere Einzelheiten aber, wie viel und was im einzelnen das Kind in seiner Sprachentwicklung ständig dazulernt, entgehen unserer bewußten Wahrnehmung. Und oft sind sich Eltern ebensowenig im klaren darüber, was sie selbst dazutun in diesem Prozeß des Sprechenlernens.

Nicht nur das Sprechenlernen „geht wie von selbst", auch das Sprechen selbst ist ein automatisierter Prozeß, wie das Laufen oder Fahrradfahren oder später im Erwachsenenalter das Autofahren. Wenn das Kind mit seinem kleinen Fahrrad erstmals ohne Stützräder vorwärtskommen will, bahnen sich ständig „Katastrophen" an. Drei Wochen später fährt es erhobenen Hauptes und umkreist alle möglichen Hindernisse, ohne überhaupt noch daran zu denken, was es tun muß, um auszuweichen. Bewußte Gedanken sind eher hinderlich für einen Handlungsablauf, der sich automatisiert hat. So ist auch das erste Sprechen beim Kind noch ein ständiger

Versuch, immer wieder neu „Tritt zu fassen" (wie anfangs beim Fahrradfahren). Später aber wird sich ein sprecherfahrenes Kind – wie ein erwachsener Sprecher – z. B. bei einer Alltagsunterhaltung niemals überlegen, welches Wort es als nächstes zu reden habe, wie es auszusprechen sei und wie der Satz konstruiert werden müßte. Lediglich bei neuen Wörtern (für uns Erwachsene sind das z. B. Fremdwörter) wird das Kind merken, daß es eine gewisse Zeit benötigt, bis es über diese spontan in seinem Sprachgebrauch verfügen kann.

Um fachliche Hilfe bei Sprachstörungen nachsuchen

Nicht immer verläuft dieser Prozeß des Lernens von Sprache, des Hörens und Nachahmens, des Stolperns und immer wieder Neuerprobens und schließlich des automatischen Gebrauchs von Lauten und Lautverbindungen, von Wörtern und Satzmustern störungsfrei. Manche Eltern bemerken, daß ihr Kind überhaupt nicht redet, daß es unverständlich spricht, daß es stottert oder in seiner Sprachentwicklung insgesamt zurück ist. Hier ist es notwendig, dem Kind aktiv zu helfen: So wie die Stützräder anfangs notwendig sind, um die Fähigkeiten zum Fahrradfahren zu erwerben, wäre es bei einem sprachgestörten Kind wichtig, es gezielt beim Sprechenlernen zu stützen, ihm zu vermitteln, daß es vorwärtskommt.

Die im folgenden zusammengestellten Hinweise sind als Handlungshilfen für den Umgang mit sprachauffälligen Kindern zu verstehen und sollen vor dem Hintergrund der allgemeinen Empfehlungen berücksichtigt werden, wie sie zur Unterstützung des Sprechenlernens bei Säuglingen und Kleinkindern unter M 15 aufgeführt sind. Dabei sollte den LeserInnen stets klar sein, daß die Berücksichtigung aller hier im Text aufgeführten Empfehlungen im konkreten Einzelfall eine gezielte Beratung oder Behandlung des sprachgestörten Kindes nicht ersetzen kann. Es ist ratsam, mit einem Fachmann oder einer Fachfrau abzuklären, welche Schritte im einzelnen für das Kind notwendig sind.

Hören Sie Ihrem sprachgestörten Kind aufmerksam zu!

Wirkliches Zuhören bewirkt, daß Sie das Kind in Ruhe wahrnehmen und sich auf seine Äußerungen einlassen können. Wer zuhört, muß Abstand nehmen von dem Impuls, selbst reden zu wollen, sich selbst darzustellen und etwas Bestimmtes zu tun. Wer zuhört, ist beim Kind und nicht bei sich, ist offen für die Impulse des Kindes und nicht mit eigenen Gedanken und Gefühlen beschäftigt. Sprachgestörte Kinder brauchen gute Zuhörer, um zu erleben, daß die Mitmenschen offen sind für ihre Kommunikation und daß ihre Sprechbemühungen Interesse auslösen. Sprachgestörte Kinder brauchen das, um den schwierigen Prozeß des Sprechenlernens immer wieder mit Freude in Angriff nehmen zu können.

**Schauen Sie Ihr Kind an, wenn Sie mit ihm sprechen
oder wenn es Ihnen etwas sagen möchte!**

Die deutlichste Form, Gesprächsbereitschaft zu zeigen, ist der Blickkontakt. Wenn Sie Ihr Kind anschauen, signalisieren Sie ihm, daß Sie ein Interesse haben, mit ihm zu reden bzw. zu verstehen, was es Ihnen sagen möchte. Der Blickkontakt ist wie eine Brücke, auf der sich zwei Menschen aufeinander zu bewegen und sich begegnen.

Außerdem braucht Ihr Kind, wenn es noch sehr klein ist, den Blickkontakt, um Ihre Äußerungen anhand der begleitenden Mimik und Gestik leichter verstehen zu können und um sich Lippen- und Mundpositionen für eine richtige Aussprache „abzugucken".

Führen Sie „Selbstgespräche"!

Begreifen Sie sich als Sprachvorbild! Das sprachgestörte Kind braucht Sprachanregungen. Es lernt sprechen, indem es die Lautäußerungen seiner Umwelt nachahmt. Ihr eigenes Sprechen hat dabei große Bedeutung:

– Beschreiben Sie in Gegenwart des Kindes, was Sie sehen!
 Zum Beispiel: „Der Ball ist rot." „Hier ist dein Hemd." „Der Löffel liegt auf dem Tisch."

– Kleiden Sie das, was Sie selber tun, in Worte!
 Zum Beispiel: „Ich nehme den Ball." „Ich ziehe dich an." „Ich rühre die Milch um."

– Kommentieren Sie die Situation!
 Zum Beispiel: „Das Hemd läßt sich so nicht anziehen. Ich muß erst den Knopf aufmachen." „Die Milch ist noch zu heiß zum Trinken."

Warnung: Lassen Sie sich und Ihrem Kind trotzdem sprachfreie Räume. „Selbstgespräche" sollten nicht ständig und überall geführt werden – das versteht sich von selbst!

Beschreiben Sie die Handlungen und Gefühle Ihres Kindes!

Das Kleinkind lernt das eigene Verhalten und Erleben auszudrücken, indem es von Ihnen die hierfür notwendigen Begriffe und Redewendungen kennenlernt:

– «Versprachlichen» Sie das, was das Kind tut!
 Zum Beispiel: „Du ziehst dich an." „Du trinkst die Milch."

– «Versprachlichen» Sie die Empfindungen und Gefühle des Kindes!
 Zum Beispiel: „Ja, das ärgert dich, daß das Hemd so nicht über den Kopf zu ziehen ist." „Du hast dich an der heißen Milch verbrannt, das tut weh."

Indem Ihre Worte immer wieder die Handlungen des Kindes begleiten, erkennt es die Bedeutung der Begriffe, kann sie leichter verstehen und erwerben. Wichtig für diesen Lernprozeß ist, daß Ihre Worte dabei den Handlungen parallel laufen, daß Wort und Tat, Wort und Erleben gleichzeitig sind. Auch hier ist wieder zu beachten: Das „Versprachlichen" sollte nicht nach „Schema F" eingesetzt werden. Eltern lernen sehr bald, es flexibel zu verwenden, „wie nebenbei", so daß es nur eine von vielen Möglichkeiten darstellt, dem Kind sprachliche Impulse zu vermitteln.

Versuchen Sie in Ihrem sprachlichen Angebot, Ihrem Kind eine Stufe voraus zu sein!

Wenn Sie Ihr Kind sprachlich fördern wollen, dürfen Sie es weder über- noch unterfordern! Sprechen Sie verständlich: Das betrifft Ihre Wortwahl, Ihren Satzbau und die Länge Ihrer Sätze! Gleichzeitig können Sie Neues verwenden. Aber diese

Anregungen sollten sparsam dosiert sein, nie zu viel und zu kompliziert, aber auch nicht zu wenig und zu vereinfacht (Babysprache). Seien Sie nicht ungeduldig, wenn Ihr Kind ein neues Wort noch nicht spricht, obwohl Sie sicher sind, daß es das versteht. Denken Sie daran: Auch Erwachsene müssen ein neues Wort ca. 50mal hören, bis sie es in ihren Wortschatz aufnehmen, und es dauert dann noch einmal eine ganze Weile, um dieses Wort selbst auch anzuwenden. Kindern geht es nicht anders.

Ein Vater, der auf die Äußerung seines Sohnes „Da, Laster!" eifrig betont, daß es sich um einen Sattelschlepper und nicht um einen Lastwagen handelt, daß es aber auch noch andere große Kraftfahrzeuge gebe wie einen Autobus oder einen Betonmischer und daß ein Bagger nicht mit einer Planierraupe verwechselt werden dürfe, ein solcher Vater ist in seinen sprachlichen Angeboten seinem Sohn um viele (zu viele) Schritte vorausgeeilt.

Nehmen Sie auch Äußerungen mit Sprachstörungen unbefangen an!

Wenn Sie die Äußerung des Kindes verstehen, egal wie unvollkommen sie noch ist, gehen Sie positiv darauf ein! Reagieren Sie auf den Inhalt, nicht auf die noch fehlerhafte Form. Das Kind lernt durch das eigene Sprechen. Je mehr Sprechfreude es besitzt, desto mehr wird es sein Sprechen üben und verbessern können. Erwachsene, die sich abwenden oder befangen auf die Sprachstörung reagieren, bremsen das Kind bei seinen spontanen Sprechbemühungen, lassen es selbst befangen und vorsichtig beim Sprechen werden.

(Auf die Gefahren eines ungünstigen Erziehungsverhaltens verweist die nächste Informationseinheit M 17: Auch gut gemeinte elterliche Reaktionsweisen können manchmal zum Fortbestand einer Sprachstörung beitragen.)

Wiederholen Sie selber korrekt, was Ihr Kind nicht richtig gesagt hat!

Das im folgenden beschriebene Verfahren ist im Rahmen der Sprachförderung von großer Bedeutung und wird von Sprachtherapeuten systematisch angewandt. Aber auch Eltern und Erzieher verwenden diese Methode häufig ganz spontan, ohne daß sie sie jemals zu lernen brauchten. Es geht dabei darum, die „unvollkommene" bzw. „fehlerhafte" Äußerung des Kindes richtig zu wiederholen, und zwar unmittelbar nachdem das Kind diese Äußerung beendet hat. Dann erst führt der Erwachsene den Dialog fort.

Dialogbeispiel 1:

Kind: „Bah."
Vater: „Du suchst den Ball?"
Kind: „Weg."
Vater: „Der ist weg. Vielleicht liegt er in der Kiste."

Dialogbeispiel 2:

Kind: „Miti weh tan."
Mutter: „Oh, Mietzi hat dir weh getan?"
Kind: „Ja!" (krümmt die Finger und zeigt die Zähne)
Mutter: „Auweia, hat gefaucht und die Krallen gezeigt?"
Kind: „Ja, Hand haut."

Mutter: „Sie hat dir auf die Hand geschlagen, mit ihren Krallen?"
Kind: (nickt) „Butet doll!"
Mutter: „Oh, du Arme! Da ist das Blut zu sehen. Komm, wir machen ein Pflaster drauf."

Die sprachlich richtige Wiederholung des Erwachsenen soll „beiläufig" erfolgen, darf nicht künstlich und aufgesetzt wirken. Dazu ist es wichtig, nicht an der sprachlichen Form des Kindes „kleben" zu bleiben und ständig und immer nur die „Verbesserte Wiederholung" einzusetzen. Sie sollte vielmehr in den Sinnzusammenhang eingebettet und durch andere, spontane Äußerungen ergänzt werden, so wie es oben im zweiten Beispiel deutlich wird: Die Mutter nimmt Anteil und bezieht sich auf ihr Kind. Ihr „verbessertes Wiederholen" ist richtigerweise kein haargenaues Wiederholen: Sie verwendet z. B. die „Du-Form" (das Kind spricht natürlich in Ich-Form) und greift das Wort „doll" nicht auf, da die Hand nur einen leichten Kratzer aufweist. Der/die Erwachsene sollte also darauf bedacht sein, insgesamt den Ablauf des Gesprächs zu fördern. Dazu dürfen ruhig ein paar der nicht korrekten Außerungen des Kindes „unbeantwortet" bleiben. Allzu schematisches Vorgehen bremst nur den Mitteilungsdrang des Kindes.

Diese Methode der Sprachförderung gibt Anregungen auf vier Ebenen:

– Auf der Lautebene:
Kind: „Is dehe in den Dinderdarten":
Erwachsener: „Ja, du gehst in den Kindergarten."

– Auf der Wortebene:
Kind (zeigt auf den Traktor): „Oh, ein Bagger!"
Erwachsener: „Ja, sieht so ähnlich aus, ein Traktor."

– Auf der Ebene des Satzbaus:
Kind: „Ich in den Kindergarten gehe."
Erwachsener: „Du gehst in den Kindergarten?"

– Auf der Ebene der Wortbildung:
Kind: „Die Kind essen."
Erwachsener: „Ja, das Kind ißt."
Kind: „Ich bin gegangt."
Erwachsener: „Du bist weggegangen?"

Die „Verbesserte Wiederholung" wird in der Fachsprache auch als „corrective feedback" oder als „korrigierte Rückmeldung" bezeichnet. Bei ihr findet aber keine Korrektur im üblichen Sinne statt: Nicht das Kind wird korrigiert, sondern die Rückmeldung erfolgt in der sprachlich bereits korrigierten Form. Folglich fühlt sich das Kind durch die vom Erwachsenen „verbesserte" Wiederholung auch nicht ermahnt oder bestraft, sondern es erhält einen sehr wirkungsvollen Sprechimpuls, der sich hilfreich auf seine Kommunikationsfähigkeit auswirkt:
– Das Kind merkt, daß Sie ihm zuhören. Es wird zum Weitersprechen angeregt.
– Es hört immer wieder die richtige Formulierung bzw. Aussprache: Begriffe, Klangbilder und Satzstrukturen können sich „ganz nebenbei" einprägen.
– Das Kind bekommt nicht das Gefühl (wie sonst bei Korrekturen), falsch zu sprechen oder versagt zu haben – was ja negative Auswirkungen auf die Sprachfreude hätte.

– Es kann selber entscheiden, ob es den Satz (oder ein Wort daraus) noch einmal aufgreifen will oder in dem Dialog fortfahren möchte.

Zusätzliche Anregungen zur „Verbesserten Wiederholung" (mit Übungen für die Gruppenarbeit) finden Sie weiter unten im Teil 3, Übung 11 und 12.

Fördern Sie den Entdeckungsdrang Ihres Kindes!

Sprechen bedeutet, aus sich heraustreten, sich dem anderen öffnen, auf ihn zugehen. Kinder, die wenig sprechen oder in ihrer sprachlichen Entwicklung zurück sind, sind oft noch zu sehr gefangen in ihrer eigenen Welt. Sie müssen – bildlich gesprochen – aus ihrem eigenen Dunstkreis heraustreten und die Räume um sich herum erobern, müssen mutiger fremde Umwelten um sich herum erfahren dürfen. Schließen Sie dem Kind neue Räume auf, die bisher verschlossen waren. Nehmen Sie es zu neuen Orten und Personen mit, zeigen Sie ihm die Welt. Sein Erfahrungshorizont muß wachsen. Aber auch seine Selbständigkeit. Die Sprachentwicklung ist nur ein Teil der Gesamtentwicklung. Und wenn das Kind insgesamt selbständiger und selbstbewußter in die Welt gehen kann, wird es auch leichter einen Entwicklungsrückstand im sprachlichen Bereich aufholen können.

Schaffen Sie sich Verbündete!

Die Oma und der Onkel, die Schwiegermutter, aber auch die Geschwisterkinder (später auch die Erzieherin, die Vorklassenleiterin oder die Lehrerin) sollten mit Ihnen an einem Strang ziehen, wenn es um Ihr sprachauffälliges Kind geht. Weihen Sie sie ein in die Prinzipien, nach denen Sie Ihr Kind fördern wollen, vermitteln Sie ihnen das notwendige Wissen. Es hat keinen Zweck, wenn der eine „hü" und der andere „hott" sagt. Ihr Kind braucht Annahme und Unterstützung von allen Seiten.

M 17
Was man bei sprachgestörten Kindern lieber nicht tun sollte

Inhalt:

Als ungünstiges Erziehungsverhalten, das vermieden werden sollte, wird das Kritisieren und Bestrafen von Sprachauffälligkeiten bezeichnet, das Korrigieren und Auffordern zum Nachsprechen, die Anweisung, in einer bestimmten Sprechweise zu reden, sowie das Abfragen von Begriffen, das Unterbrechen, die Unterhaltung in der Babysprache und das Bremsen des kindlichen Neugierverhaltens.

Ziel:

Es soll auf solche Verhaltensweisen hingewiesen werden, die von Eltern und ErzieherInnen häufiger bei sprachgestörten Kindern eingesetzt werden, und zwar mit der Überzeugung, ihnen damit zu helfen, die sich aber als störungsverstärkend erwiesen haben. Die LeserInnen sollen angeregt werden zu überprüfen, wieweit sie selber zu derartigen Verhaltensweisen neigen.

Einsatzmöglichkeiten:

– Gut einsetzbar in der Einzel- und Gruppenberatung.
– Als Grundlage für ein Multiplikatorentraining zu verwenden.

Eltern reagieren oft sehr betroffen auf die Sprachstörung ihres Kindes. Sie wollen alles tun, um sein Sprechenlernen zu unterstützen. Vielfach bemühen sie sich mit Ausdauer und Phantasie um das Wohl ihres Schützlings. Häufig tun sie aber auch zu viel des Guten: In der Fachliteratur findet man immer wieder Hinweise auf „ungünstiges" Elternverhalten, das von den Eltern zwar als gutgemeinte Bemühungen verstanden wird, tatsächlich aber den Prozeß des Sprechenlernens eher bremst als fördert und einen negativen Einfluß auf die Sprachstörung haben kann. Die Gefahr, in ein solches unproduktives Erziehungsverhalten zu verfallen, ist recht groß. Um ihr entgegenzuwirken, sind die folgenden acht Handlungsprinzipien aufgestellt worden. Überprüfen Sie einmal, wieweit Sie diese Grundsätze berücksichtigen.

Nicht kritisieren, nicht bestrafen!

Vermeiden Sie unbedingt abwertende Bemerkungen, kritisieren Sie nicht das Sprechen des Kindes! (z.B.: Sprich richtig! Reiß dich doch zusammen! Nimm dir ein Beispiel an deiner Schwester!) Auch das Androhen von Strafe ist denkbar ungeeignet. (Wenn du nicht sofort lauter sprichst, gibt es heute keinen Nachtisch!)

Aber auch Ironie ist weit verbreitet: Ein Vater, der sich über das „schlechte Sprechen" ärgert, sagt z.B. mit abfälligem Lächeln: „Na prächtig, das geht ja heute wieder prima."

Nicht korrigieren!

Verbessern Sie Ihr Kind nicht, wenn es ein Wort fehlerhaft gebraucht oder die Aussprache der Laute nicht richtig gelingt. „Das heißt nicht ‚Malade', sondern ‚Marmelade', hast du gehört?" Wie oft hört man solche oder ähnliche Ausrufe.

(Die einzige Form des sinnvollen „Korrigierens" ist in der vorigen Materialeinheit [M 16] beschrieben.)

Nicht nachsprechen lassen!

Fordern Sie Ihr sprachauffälliges Kind nicht auf, Worte oder Laute, die es noch nicht beherrscht, nachzusprechen. Es wäre falsch zu meinen, Sie müßten das Kind nur richtig trainieren, damit es sich zusammennimmt und dann richtig spricht, nach dem Motto: „Petra, schau mich an: Mar-me-la-de!"

Selbst wenn das Nachsprechen richtig gelänge, im spontanen Redefluß sieht das wieder ganz anders aus: Bei 3jährigen können z. B. komplizierte Laute (oft ist dies das „k") noch nicht korrekt gebildet werden, so daß ganz folgerichtig ein leichterer Laut (z. B. ein „t") verwendet wird. (Ein Kind klagt über Kopfschmerzen und sagt dann: „Mein Topf tut weh.")

Nicht Anweisungen geben, auf welche Art und Weise gesprochen werden soll!

Fordern Sie Ihr Kind nicht auf, langsam oder deutlich zu sprechen oder erst nachzudenken, bevor es spricht. Greifen Sie nicht als Laie in den automatisierten Sprechablauf ein, bei dem das Atemholen und der Einsatz der Stimme, das Sprechtempo und die Bewegungen von Lippen und Zunge ganz von selbst ablaufen und sich zu einem ganz automatisierten Prozeß entwickeln müssen, der unbewußt gesteuert wird.

Warum ist es wichtig, daß Eltern diese vier Verhaltensempfehlungen berücksichtigen? Kritik und Strafe, aber auch Herumkorrigieren am Sprechen vermitteln dem Kind immer wieder in erdrückender Weise, daß es etwas Wichtiges nicht kann, woran den Eltern gelegen ist, und daß es deswegen abgelehnt wird und Mißachtung erfährt. Es fühlt sich „schwach" und „dumm" und erfährt, den Ansprüchen nicht genügen zu können. Aber gerade sprachauffällige Kinder brauchen – als eine der wichtigsten Grundvoraussetzungen für den Prozeß des Sprechenlernens – das Zutrauen in das eigene Sprechvermögen, brauchen die Freude am Sprechen und am Vorgang des gemeinsamen Miteinander-Redens. Und deswegen ist es wichtiger, daß die Erwachsenen sich auf die Unterhaltung mit dem Kind trotz – oder gerade wegen – ihrer Unvollkommenheiten einlassen und daß sie auf die Inhalte der kindlichen Äußerungen eingehen. Sie müssen dem Kind zeigen, wenn sie es verstanden haben, statt es durch das ewige Nachsprechenlassen oder durch die Ermahnungen, anders (besser!) sprechen zu sollen, in den sprachlichen Rückzug zu treiben. Das Kind darf nicht das Gefühl bekommen, irgend etwas stimme nicht mit ihm, es sei anders als die anderen Menschen. Wie soll es sonst selbstbewußt sein und Zutrauen zu sich selbst finden können?

Nicht abfragen!

Verlangen Sie vom sprachgestörten Kind nicht, daß es seine sprachlichen Fähigkeiten unter Beweis stellt, daß es einen Gegenstand „richtig" benennt, ein neu gelerntes

Wort hersagt oder einen Kinderreim vor anderen Personen aufsagt. Zwingen Sie es nicht, immer ausführlicher zu erzählen, indem Sie es ausfragen, z. B. nach den vielen anderen Dingen, die es sonst noch im Park zu sehen gab. Achten Sie darauf, daß Sie das Kind nicht durch Ihr ständiges Nachfragen unter Leistungsdruck setzen, denn dann ist die Gefahr von sprachlichen Mißerfolgen besonders groß. Und nicht nur die Sprachauffälligkeit kann dadurch stärker werden. Viel nachteiliger ist es, daß die Sprechaktivität des Kindes insgesamt rapide abnehmen kann, weil die Sprechfreude abnimmt und die Unlust des Kindes wächst, überhaupt etwas sagen zu wollen. Dies zeigt sich dann z. B. daran, daß die Kinder auf das Abfragen („Waren da noch andere Kinder im Park?") so reagieren, daß sie nur mit „Ja" oder „Nein" antworten oder einsilbig werden bzw. überhaupt nichts mehr sagen. Das Abfragen macht die Kinder „sprechunselbständiger", verhindert, daß sie von sich aus etwas erzählen.

Nicht unterbrechen!

Lassen Sie das sprachgestörte Kind in Ruhe seine Äußerungen zu Ende bringen, unterbrechen Sie es nicht! Es braucht zum einen Zeit und zum anderen Ihr Wohlwollen, um sein Sprechen auszugestalten. Sie verschaffen ihm damit das Gefühl, daß es alles sagen darf, was es möchte, daß Sie ihm zuhören und an ihm interessiert sind und daß es genügend Raum hat, sich seinem Sprechen in Ruhe zuzuwenden.

Nicht in der Babysprache reden!

Kleine Kinder benutzen, aus ihrem (altersgemäßen) sprachlichen Unvermögen heraus, statt der korrekten Wörter eigene Wortschöpfungen (z. B. „Anana" für alle Arten von Essen und Trinken oder „Mimi" für Katze) oder Geräuschimitationen (z. B. „Wauwau" für Hund). „Ata-Ata-Gehen" (Spazierengehen) oder „Heia-Machen" (Schlafengehen) sind Sprachformen, die nicht selten vom Erwachsenen vorgegeben werden und die – ähnlich wie die Verkleinerungsformen (z. B. „Händchen") oder Verniedlichungsformen (z. B. „Fingerlein") – verstümmelte Sprachangebote darstellen: Der Erwachsene sollte vollständige und richtige Sprachimpulse geben. Er sollte weder verzückt auf die „ach so niedliche" Babysprache eingehen noch ärgerlich auf sie reagieren. Am hilfreichsten für die Entwicklung des Sprechenlernens wäre es, wenn er – wie bei der „Verbesserten Wiederholung" (s. o., M 16) – dem Kind bestätigend das richtige Wort benennt.

Beispiel:
„Wenn das Kind z. B. sagt: ‚Wauwau', sollten die Eltern bestätigen: ‚Ja, das ist ein Hund, der macht wauwau.' Die Wörter der Kindersprache ändern sich ja allmählich, bis schließlich die Wörter richtig ausgesprochen werden. Aus dem ‚Aka' wird z. B. ‚Ako' und schließlich ‚Auto'. Dieser Prozeß kann aber nur stattfinden, wenn das richtige Wort immer wieder angeboten wird." (Stengel 1988, S. 58).

Bremsen Sie nicht die Neugier und den Wissensdurst!

Kleine Kinder fragen gerne und viel. Dies festigt und erweitert ihren bisherigen Wissensstand und trainiert ihre sprachlichen Fähigkeiten. Besonders in der Zeit um das zweite Lebensjahr (sog. 1. Fragealter) und um das dritte Lebensjahr (2. Fragealter) können diese Fragen ein Ausmaß und eine Intensität annehmen, die den Eltern an den Nerven zerrt. Versuchen Sie offen für die kindlichen Fragen zu bleiben, verbieten Sie sie nicht! Versuchen Sie, Ungeduld und Ärger zurückzustellen, und nehmen Sie die Fragen als Impulse für die geistige und psychische Entwicklung, die in diesen Phasen rapide voranschreitet. Und nehmen Sie sie als Kontaktangebote des Kindes, mit denen es immer wieder Beziehungen zu seiner Umwelt herstellt.

Natürlich gibt es auch Fragen, die sinnlos erscheinen oder die das Kind dazu einsetzt, um die Zuwendung der Eltern zu erzwingen, Fragen, die unter Umständen auch zu einem Machtspiel ausarten oder als Aggressionen zu verstehen sind. Bemühen Sie sich herauszufinden, um welche Art von Fragen es sich handelt. Öffnen Sie sich dabei für die unverfälschte Neugier, die bei Kindern noch zu spüren ist und das Leben für sie unendlich spannend macht, während wir Erwachsenen die täglichen Wunder gar nicht mehr wahrnehmen bzw. sie nicht mehr spontan und frei heraus fragend erforschen.

Vielleicht schwirrt Ihnen der Kopf, bei all den vielen Hinweisen, was Sie lieber nicht tun sollten im Umgang mit einem sprachgestörten Kind. „Mach' ich denn alles falsch?", könnte sich jemand nach der Lektüre dieses Abschnittes fragen. Nein! Schauen Sie einmal in die beiden vorausgehenden Materialieneinheiten (M 15 und M 16)! Sie werden dort feststellen können, daß Sie sehr sehr vielfältige Möglichkeiten haben, Ihr Kind zu unterstützen und daß Sie sicherlich einen größeren Teil der dort empfohlenen Hinweise schon von sich aus bereits verwirklicht haben.

M 18

Was Eltern immer wieder fragen

> *Inhalt:*
>
> Einige wichtige Fragen, die Eltern immer wieder im Zusammenhang mit dem Thema „Sprachförderung" stellen und die durch die vorrangegangenen Beratungsmaterialien bisher noch nicht beantwortet wurden, werden aufgeführt und beantwortet.
>
> *Ziel:*
>
> Die Leser und Leserinnen sollen auf Themen vorbereitet werden, die häufig im Rahmen der Elternarbeit „auf den Tisch kommen".
>
> *Einsatzmöglichkeiten:*
>
> – Im Rahmen der Einzel- und Gruppenarbeit mit Eltern.
> – Zur Orientierung und Vorbereitung für Multiplikatoren, die mit Eltern sprachauffälliger Kinder arbeiten.

Welches Spielmaterial soll ich für mein Kind kaufen, um seine Sprachentwicklung zu fördern?

Tiere, ein Bauernhof, Bauklötze und Bildkarten, Bilderbücher und Kaufhauskataloge, Lotto, Domino und Memoryspiel – es gibt so vieles, was Kinder reizt, was sie neugierig macht und vor sich hinplappern läßt. Es müssen nicht immer gekaufte Spielsachen sein – Gebrauchsgegenstände aus dem Alltag motivieren in gleicher Weise zum Spielen und Sprechen: Schächtelchen mit Knöpfen, Kochgeschirr und Dosen, Pappollen und Korken, Wasser, Schaum und Creme, aber auch die Steine aus dem Park und die Blätter von der Wiese. Das wichtigste ist nicht das Material, sondern daß jemand da ist, mit dem das Kind reden kann: zu dem es spricht und der zu ihm spricht. Das Material ist nur der Anreiz zum Sprechen. Eltern, die mitspielen und dabei reden, sind die eigentlichen „Sprachförderer".

Gibt es spezielle „Sprechspiele"?

Ja, durchaus. Die Gefahr besteht allerdings darin, daß Eltern die Spielmaterialien (bewußt oder unbewußt) einsetzen, um bestimmte Fähigkeiten, Wörter oder Laute beim Kind zu trainieren. Es geht dann nicht mehr um spontanes lustvolles Spielen, bei dem sich die Sprechfähigkeit wie von selbst erweitert, sondern darum, dem Kind etwas Bestimmtes beizubringen, es zum Lernen und Üben zu veranlassen. Dies wird von den Kindern oft als Leistungsdruck erlebt. Sie fühlen sich „abgefragt", auch wenn Eltern ihre Absichten „geschickt zu verpacken" versuchen. In der Folge kann die Sprechfreude der Kinder immer geringer werden: Sie sprechen nun weniger als vorher, sind vorsichtiger und oft auch aggressiver in der Kommunikation.

Sprachspiele im Elternhaus können andererseits eine sehr sinnvolle Ergänzung zu einer Sprachtherapie darstellen; ihr Einsatz sollte dann aber mit der Sprachtherapeutin bzw. dem Sprachtherapeuten abgesprochen sein.

Soll ich mit meinem Kind mehr singen?

Singen ist eine höchst angenehme Art, Töne, Laute und Wörter zu produzieren. Die Merkfähigkeit des Kindes wird dabei geschult. Es erwirbt unter Umständen neue Begriffe (Wortschatzerweiterung), sein Gefühl für Rhythmik entwickelt sich, und das Bewußtsein für die eigene Stimme, für Höhen und Tiefen kann sich ausbilden. Allerdings muß man sich eines klarmachen: Beim Singen findet im engeren Sinne keine Kommunikation statt und auch kein Austausch über den Inhalt des Gesungenen. Der Text bleibt ein auswendig gelerntes Gebilde, das an die Melodie gebunden ist und so kaum auf die Alltagssprache übertragbar ist. Beim Singen wird eben nicht aktiv geredet, der Satzaufbau wird nicht selber gestaltet, und die für den Sinnzusammenhang notwendigen Wörter werden nicht gezielt gesucht und eingesetzt.

Ist Fernsehen wirklich so schädlich für unsere Kinder? Da gibt's doch eine Unmenge an sprachlichen Anregungen.

Fernsehsendungen, Videos und Hörspielkassetten bieten eine Unmenge an Reizen, natürlich auch ein breites Sprachangebot. Aber wie kommt dieses Angebot zu den Kindern? Die Eindrücke prasseln förmlich wie ein Wasserfall über sie dahin. Viele Reize sind es, zu viele und zu schnell hintereinander, ohne daß es Pausen gäbe, um das Gesehene oder Gehörte zu verarbeiten, ohne daß besprochen werden kann, was da gerade passiert ist. Es findet keine Kommunikation statt. Erst durch sie könnte das Sprechen des Kindes angeregt und bereichert werden. Die Bilder und Töne, die Geschichten und spannenden Ereignisse würden dann Anlässe zum Gespräch sein. Das Gehörte und Gesehene könnte vom Kind aktiv in Sprache umgesetzt werden. Aber dazu kommt es nicht, wenn Kinder allein vor dem Fernseher sitzen und das Überangebot „in sich hineinfuttern".

Und noch etwas spricht gegen den Einsatz von Medien als gezielte Maßnahme zur Sprachförderung: Wir Menschen lernen nur dann, wenn das Lernmaterial auf unsere persönliche Ausgangslage und unsere Interessen abgestimmt ist. Das ist besonders bei Kindern wichtig, bei denen jedes Neulernen an ihren bisher erworbenen individuellen Fähigkeiten anzuknüpfen hat, um sie nicht zu überfordern oder sie zu langweilen. Medien, die auf Massen abgestimmt sind, können dies nicht leisten.

Schimpfwörter spricht mein Sohn wie ein Weltmeister. Soll ich die Ausdrücke verbieten?

Haben Sie als Kind nicht auch „Scheiße!" geschimpft, wenn Sie sich geärgert haben? Und benutzen Sie als Erwachsene(r) nicht auch heute noch Schimpfwörter, wenn Sie wütend sind? Die meisten Erwachsenen tun dies. Aber sie haben gelernt, wann sie dies ungestraft tun können und wann nicht. Ihr Kind wird später auch, so wie Sie heute, den lauten Gebrauch von Schimpfwörtern richtig dosieren können. Und noch etwas: Der Gebrauch von Schimpfwörtern ist, im Vergleich zu körperlichen Auseinandersetzungen, die harmlosere Form, negative Gefühle auszudrücken. Und das Kind wählt, seinem Alter gemäß, eine impulsive Art, Aggressionen zu zeigen und

Wut und Ärger herauszuschleudern. Für die Entwicklung einer selbstsicheren Persönlichkeit ist es wichtig, Gefühle spontan erleben und sie unmittelbar ausdrücken zu können. Später wird die Form der Gefühlsäußerung differenzierter werden, wird sich „kultivieren" und nicht mehr nur in einer einfachen Schablone erscheinen. Außerdem können Eltern sicher sein, daß diese Schimpfwortlust, die typisch für die kindliche Entwicklung ist, garantiert vorübergeht, und zwar je schneller, desto weniger Verbote erfolgen und desto geringer das Aufheben um diese „schlimmen" Wörter war.

Wann sollten wir mit unserem Kind wegen seiner Sprache eine Beratungsstelle aufsuchen?

„Kommt Zeit, kommt Rat" ist hier *nicht* das richtige Motto! „Das wird sich schon geben, das verwächst sich" auch nicht! Eltern sollten sich bei Fachleuten rechtzeitig Rat und Unterstützung holen, so daß es erst gar nicht zu einer ausgeprägten Sprachstörung mit all ihren negativen Begleiterscheinungen in der schulischen und persönlichen Lebensentwicklung des Kindes kommen kann (s. hierzu auch: M 22 und 23).

Im einzelnen lassen sich folgende Empfehlungen geben:

Suchen Sie eine Beratungsstelle/einen Experten bzw. eine Expertin auf,
– wenn Sie unsicher sind, ob Ihr Kind sprachlich altersgemäß entwickelt ist,
– wenn andere Personen (z. B. Erzieherinnen im Kindergarten) Ihr Kind manchmal schlecht verstehen,
– wenn Sie oder andere sich über die Sprache Ihres Kindes wundern, ärgern oder es gehänselt wird,
– wenn Ihr Kind öfter über Ohrenschmerzen klagt, öfter nachfragt oder Sie das Gefühl haben, es höre schlecht,
– wenn Sie Fragen haben zum Spracherwerb, zur Sprachförderung und ähnlichem,
– wenn Ihr Kind immer heiser ist,
– wenn es stottert,
– wenn es viel weniger oder schlechter spricht als gleichaltrige Kinder,
– wenn es schon besser gesprochen hat und plötzlich schlechter spricht.

Ist mein Sohn nur faul? Manchmal kann er doch richtig sprechen!

Wenn Ihr Kind beim spontanen Sprechen Fehler macht, dann ist das meist Ausdruck eines Unvermögens – nicht böse Absicht oder Mutwille. Daran ändert auch die Tatsache nichts, daß selbst schwer sprachauffällige Kinder zum Teil mühelos richtig sprechen, wenn sie etwas vorgesagt bekommen und dies nachsprechen sollen. Lassen Sie sich nicht täuschen: Beim Spontansprechen werden andere Fähigkeiten verlangt als beim Nachahmen – deswegen kann ein Kind z. B. fehlerfrei „blau" und „Mütze" nachsagen, in der Unterhaltung spricht es aber immer wieder von seiner „bauen Mütte". Nachsprechenlassen verbessert also nicht die Spontansprache!

Stecken Sprachstörungen an?

Kinder sind neugierig und ahmen gerne nach, was sie hören. So kann es passieren, daß sie auch einmal die Sprachstörung eines anderen Kindes nachmachen. Aber ihr Interesse daran wird erlahmen, wenn Erwachsene hierauf nicht eingehen. Die „ungestörten" Sprachvorbilder reizen mehr zum Nachmachen und sind auf Dauer interessanter. Und das Kind ist stolz, wenn es sein Sprechen wieder ein Stückchen verbessert hat und in seiner Ausdrucksfähigkeit zunehmend so reden kann, wie es Erwachsene tun.

Muß das Kind richtig sprechen können, wenn es eingeschult wird?
Vorteilhaft wäre es auf jeden Fall! Denn in der ersten Klasse geht es ja gleich mit dem Lesen- und Schreibenlernen los. Dazu muß das Kind in der Lage sein, die Vielzahl der Laute voneinander zu unterscheiden. Erst wenn es diese Voraussetzung erfüllt, kann es die verschiedenen Laute beim Lesen lautsprachlich richtig „entziffern" bzw. das Gehörte beim Schreiben richtig aufs Papier bringen. Und auch die grundlegenden Regeln der Sprache sollten beherrscht werden (grammatikalische Unsicherheiten bei unregelmäßigen Verben, Fällen und bei Mehrzahlbildungen dürfen noch auftreten). Sind die sprachlichen Grundlagen nicht vorhanden, wird das Kind immer wieder „Fehler" machen und Mißerfolge ernten. Es wird zwangsläufig schlechter bewertet werden müssen als die anderen Kinder. Die Gefahr, daß sich Selbstzweifel, Minderwertigkeitsgefühle und Unlust einstellen, ist gegeben. Und manchmal bildet sich auf dieser Grundlage eine allgemeine negative Haltung zur Schule aus. Nicht selten kommt es auch zu „sozialen" Auffälligkeiten, z.B. Aggressionen, Ängsten oder sozialem Rückzugsverhalten (sog. Sekundärsymptome), wenn die Kinder wegen ihrer sprachlichen Auffälligkeiten belächelt, gehänselt oder nachgeäfft werden. Natürlich variiert dies von Einzelfall zu Einzelfall. Und natürlich spielen dabei die Art der Sprachstörung, die Persönlichkeit des Kindes und seine gesamte Lebenssituation eine entscheidende Rolle.

Reduzierte sprachliche Fähigkeiten zum Zeitpunkt des Schuleintritts können also die gesamte Schul- und Bildungslaufbahn eines sprachgestörten Kindes negativ beeinflussen. Dies gilt vor allem auch deswegen, weil sich die normale Regelschule im allgemeinen nur sehr ungenügend auf sprach- und sprechauffällige Kinder einzustellen vermag. (Dabei wäre es durchaus möglich, artikulatorische Schwierigkeiten bei einem Erstkläßler mit Hilfe eines gezielten Vorgehens beim Leselern- und Schreibprozeß effektiv aufzuarbeiten.) So erscheint die Rückstellung eines sprachgestörten Kindes vom Schuleintritt manchmal als eine besonders hilfreiche Maßnahme. Manchmal sind es aber auch gezielte Fördermaßnahmen, die die gesamte Person und sein Umfeld (und nicht nur den sprachlichen Bereich) betreffen sollten.

M 19

**Hinweise für Eltern und Erzieher stotternder Kinder:
Ein Beratungsbrief**

Inhalt:

Das Thema „Stottern" wird für Eltern und Erzieher anschaulich dargestellt: Nachdem eine Abgrenzung des Stotterns von „altersbedingten Sprechunflüssigkeiten" erfolgt (diese treten in der Sprachentwicklung eines jeden Kindes auf), werden wichtige Erkenntnisse über das Stottern vermittelt, Handlungshilfen für den Umgang mit stotternden Kindern unterbreitet und elterliches Erziehungsverhalten beschrieben, das zu einer Verstärkung des Stotterns führt. Abschließend geht es um Möglichkeiten einer positiven Gestaltung der allgemeinen Lebenssituation stotternder Kinder und um Ansprechpartner bzw. Einrichtungen, die für eine Beratung und Behandlung zuständig sind.

Ziel:

Die Informationseinheit will eine umfassende Hilfestellung für den Umgang mit stotternden Kindern geben und zu einer rechtzeitigen Beratung und Behandlung ermutigen.

Einsatzmöglichkeiten:

Besonders für die Nachbereitung des Erstgespräches mit Eltern stotternder Kinder geeignet, aber auch als Material für die Weitergabe an noch nicht betreute Eltern, ErzieherInnen, VorklassenleiterInnen und LehrerInnen sowie für den Einsatz in der Elterngruppenarbeit.

Stottert mein Kind?

„Was ist, *was ist, was ist* (1) das da, auf, *auf* (2) dem Tisch?" fragt das Kind. Neugierig will es wissen, was sich im Geschenkpapier verbirgt. „*Ei*-eine (3), ... äh ... (4), eine *Schsch*schokolade (5)?"

Sie öffnen eine Schleife, Ihr Kind reißt das Papier auf. Oma hat wieder Süßkram geschenkt, obwohl Sie das ständig beanstanden. Neben Ihrem Ärger spüren Sie aber vor allem die Sorge, ob Ihr dreijähriges Kind wohl jemals wird richtig sprechen können? Ihnen klingt noch die Frage Ihres Kindes im Ohr. Sie hört sich an wie Stottern.

In dem Alter zwischen zweieinhalb und viereinhalb Jahren treten bei fast allen Kindern im Rahmen ihrer Sprachentwicklung Phasen auf, in denen sie manchmal – wie im obigen Beispiel – (1) Satzteile, (2) Wörter oder (3) Silben wiederholen oder (4) im Sprechen innehalten, um das richtige Wort zu finden oder den Ablauf des Satzes richtig gestalten zu können. Auch kommt es vor, daß sie (5) einzelne Anfangsbuchstaben langziehen. Diese Unsicherheiten im Sprechablauf sind völlig üblich – sie werden deshalb von den Fachleuten als „*altersgemäße* Sprechunflüssigkeiten" bezeichnet. Die Fähigkeit, flüssig zu sprechen, ohne sich zu verhaspeln oder hängenzubleiben, muß erst allmählich gelernt werden – genauso wie das Laufenlernen: Das sichere Fortbewegen durch ein unebenes Gelände gelingt unseren Kindern ja auch erst nach vielen mühseligen Versuchen, aus dem Stolpern und Zögern, dem Hinfallen und Wiederaufrichten immer wieder „in die Gänge" zu kommen.

In der Fachliteratur findet man für den Begriff „altersgemäße Sprechunflüssigkeit" auch zwei andere Ausdrücke:
– „Entwicklungsstottern": In diesem Begriff wird der Aspekt des nur vorübergehenden Andauerns der Sprechauffälligkeit in einer bestimmten Entwicklungsphase betont.
– „Physiologische Iterationen": Das Hauptmerkmal, die Wiederholungen, werden in diesem Begriff hervorgehoben und als abhängig vom noch nicht ausgereiften Körperzustand des Kindes betrachtet.

Also: Es ist nicht alles Stottern, was „unflüssig" klingt! Wenn Kinder zwischen zwei- und viereinhalb Jahren in der oben beschriebenen Weise sprechen, brauchen sich Eltern nicht unnötig zu sorgen. Sie können ihr Kind dabei unterstützen, positive Erfahrungen in der Kommunikation zu sammeln: Sprechen soll Spaß machen, soll freiwillig erfolgen, soll das eigene Handeln spontan begleiten dürfen. Das Vor-sich-hin-Plappern sollte genauso erlaubt sein wie ein „unfertiges" oder noch „fehlerhaftes" Sprechen. Wichtig ist vor allem, die Sprechfreude des Kindes zu festigen bzw. zu entfalten. Mit einer immer größer werdenden Sprechaktivität wachsen die Übungsmöglichkeiten und der Erfahrungsschatz des Kindes: Es lernt, immer sicherer mit Sprache umzugehen und flüssiger in der Kommunikation zu werden. So, wie sich die Eltern gefreut haben, daß ihr Kind nach einem Sturz unermüdlich aufgestanden und weitergelaufen ist, sollten Sie sich nun auch am Weitersprechen ihres Kindes freuen und an dem, was es mitzuteilen hat. Nicht das Stolpern ist wichtig – das (Weiter-)Sprechen ist von Bedeutung. Eltern sollten darauf achten, was das Kind sagt, und weniger die äußere Form beachten. Die verbessert sich dann schon im Laufe der Zeit.

Und wenn die Sprechunflüssigkeiten zunehmen?

Sollten die „altersgemäßen Sprechunflüssigkeiten" länger als ein halbes Jahr andauern, dann müssen die Eltern achtgeben, daß sich kein wirkliches Stottern einstellt. Stottern erkennt man daran, daß die Wiederholungen häufiger werden („ei-ei-ei-eine") und sich nun oft auch auf einzelne Laute (Buchstaben) beziehen („k-k-k-kann"). Die Dehnungen von Anfangslauten („aaaaaber") werden länger, und die Pausen dienen nicht mehr der Besinnung auf die richtige Organisation des Sprechablaufes, sondern zeigen sich als Blockaden oder Phasen des Pressens, weil das Kind bestimmte Laute nicht „spannungsfrei" aussprechen kann.

Meist können Eltern ein „echtes" Stottern durch genaues Hinhören und genaues Beobachten erkennen: Hören können sie z. B. das „e", das bei Wiederholungen zu hören ist, obwohl es in der Lautabfolge des Wortes nicht vorkommt: Statt „Ba-ba-banane" sagt das Kind nun „Be-be-be-banane", wobei das „e" klingt wie das „e" am Ende von „eine" und „beinahe". Und sehen können die Eltern Verspannungen, die sich im Mundbereich, manchmal auch im Gesicht oder am Hals zeigen. Unter Umständen erfolgen auch Bewegungen des Kopfes und der Gliedmaßen. Vielleicht ist beim Kind auch schon eine gewisse Sprechunlust oder Sprechscheu zu spüren: Es spricht nicht zu Ende, bricht resigniert ab nach dem Stottern, blickt zu Boden oder ärgert bzw. schämt sich. Oder es will bestimmten Sprechsituationen ganz aus dem Weg gehen.

Was Eltern über das Stottern wissen sollten!

Stottern ist keine schlechte Angewohnheit!

Kinder können ihr Stottern selbst nicht willentlich beeinflussen. Wenn sie sich anstrengen, um besser zu sprechen, verstärkt sich in der Regel das Symptom. Deshalb sind noch so gut gemeinte Hinweise der Eltern meist sinnlos.

Elterliche Ermahnungen bringen nichts!

Vielmehr führen Anweisungen wie „Du sollst langsamer reden" oder „Sprich noch mal", „Atme richtig" oder „Überleg, bevor du loslegst" in die Mutlosigkeit und Sprechscheu: Das Kind fühlt sich abgelehnt und minderwertig, es traut sich immer weniger zu und beginnt, Sprechsituationen aus dem Weg zu gehen. Elterliche Strafen und Drohungen („Wenn du nicht anständig sprichst, dann...") verschärfen diesen Zustand nur. Und dies gilt auch für jene Eltern, die glauben, mit ihren Kindern immer wieder einzelne Wörter üben zu müssen.

Eltern können dazu beitragen, daß das Stottern mehr und mehr abnimmt!

Eltern können lernen, angemessen mit dem Stottern ihres Vorschulkindes umzugehen. Vor allem müssen sie dafür sorgen, daß der Druck, richtig zu sprechen, für das Kind abnimmt. (Hinweise hierzu: s. unten.)

Aufregung verstärkt das Stottern!

Ein Kind, das angespannt und aufgeregt ist, stottert mehr. Wenn es im Mittelpunkt steht und etwas sagen soll, wenn es vor einer Sprechsituation Angst hat oder sich unsicher fühlt, wenn seine Sprechleistungen bewertet werden – all das läßt das Kind stärker verspannen und damit auch stärker stottern. Typisch für alle diese Situationen ist, daß das Kind sich in der Kommunikation mit anderen Menschen befindet und daß es sich dabei unter Druck fühlt bzw. tatsächlich von seinen Gesprächspartnern unter Druck gesetzt wird. Fachleute sprechen daher davon, daß das Auftreten des Stotterns vom jeweils herrschenden Kommunikationsdruck abhängt: „Druck" läßt sich dabei immer nur ganz subjektiv bestimmen. Es kommt auf das jeweilige Erleben des Kindes an, ob es sich z. B. für die Kommunikation verantwortlich fühlt, ob es sich bewertet glaubt oder selbst besonders gut erscheinen möchte, ob es meint, dem Gesprächspartner etwas bieten zu müssen (eigener oder fremder Leistungsanspruch) oder ob es sich der Beachtung (den Blicken anderer) ausgesetzt fühlt, ob es unter Druck gerät, weil ihm andere nur wenig Zeit zur Mitteilung einräumen bzw. seine Bedürfnisse nicht berücksichtigen oder weil es unbedingt etwas ganz Bestimmtes mitteilen will. Vielleicht erlebt es den Druck ja auch, weil es viel lieber schweigen möchte, statt der Aufforderung zum Reden nachzukommen. Bei alledem reagieren Kinder immer sehr unterschiedlich: Was Petra „kalt läßt", kann bei Florian schon Unbehagen auslösen und sein Stottern begünstigen.

Dabei darf man folgendes nicht verwechseln: Der Kommunikationsdruck ist nicht die Ursache für das Stottern, sondern immer wieder nur der Anlaß bzw. der

Auslöser des Stotterns. Oft wissen Eltern nicht einmal, daß Druck besteht, und haben keine Ahnung, wodurch er hervorgerufen wird. Deshalb sind die Eltern nicht gleich für diesen Druck verantwortlich zu machen.

Stottern ist ein sehr wechselhaftes Verhalten!

Stottern tritt nicht ständig und nicht immer in gleicher Stärke auf. Es ist ein überaus wechselhaftes Verhalten. Im Spiel alleine, mit Tieren oder bestimmten Kindern ist es oft ganz verschwunden. Oder bei bestimmten Erwachsenen sprudelt das Kind flüssig wie ein Wasserfall. Und dann plötzlich scheint der Sprechfluß wie gestaut – nichts fließt mehr. Wenn man genau beobachtet, erkennt man oft am Grad der jeweiligen Sprechunflüssigkeit die Stärke des vorhandenen Kommunikationsdrucks.

Stotternde Kinder sind genauso klug wie andere Kinder!

Wer stottert, ist nicht dümmer als andere! Gerade stotternde Kinder sind oft sehr sensibel und begabt. Da sie sich aber mit zunehmenden Sprechschwierigkeiten immer seltener äußern, müssen wir manchmal schon genauer hinsehen, um ihre Fähigkeiten ganz zu erkennen. Gerade die sensiblen und intelligenten Kinder leiden vielfach stärker unter ihren Sprechschwierigkeiten und stottern daher mehr.

Die Ursachen des Stotterns sind bis heute nur bruchstückhaft erforscht.

Die Ursachen für das Stottern sind noch nicht bekannt. Eltern berichten über sehr verschiedenartige Umstände, die sie mit dem Beginn des Stotterns bei ihrem Kind in Zusammenhang bringen. Warum es aber ausgerechnet mit Stottern beginnt und nicht mit irgendeiner anderen Verhaltensauffälligkeit, bleibt unklar. Seit Jahrzehnten wird nach Ursachen geforscht, und eine Reihe unterschiedlicher Erklärungsansätze sind bekannt. Eine allgemein anerkannte einheitliche Theorie liegt allerdings noch nicht vor. Vor vereinfachenden Ursachenzuschreibungen („Das Stottern ist vererbt" oder „Es liegt am Verhalten der Eltern") muß man sich hüten. In der Regel müssen immer mehrere Entstehungsbedingungen berücksichtigt werden (vgl. auch: Vier Ursachenbündel, M 14).

Je früher die Beratung und Therapie erfolgt, desto größer ist die Erfolgsaussicht.

Eltern können zuversichtlich sein: Obwohl nur Vermutungen über die Ursachen des Stotterns existieren, gibt es bereits viele verschiedene Behandlungsmöglichkeiten zu seinem Abbau. Allerdings ist es wichtig, nicht unnötig Zeit verstreichen zu lassen, sondern so früh wie möglich eine fachkundige Abklärung und ggf. Therapie zu beanspruchen.

Stottern ist nicht ansteckend!

Kinder sind neugierig und ahmen gerne nach, was sie hören. So kann es passieren, daß sie auch einmal das Stottern eines Spielgefährten nachmachen. Aber ihr Interesse daran wird schnell erlahmen, wenn Erwachsene hierauf nicht eingehen. Die nichtstotternde Umgebung mit ihren vielfältigen Sprachangeboten überwiegt und ist auf Dauer auch interessanter.

Wie sollte ich mich verhalten, wenn mein Kind unflüssig spricht?

Im folgenden finden Sie Hinweise und Anregungen, wie Sie Kinder mit unflüssiger Sprechweise und beginnendem Stottern unterstützen können. Eltern und ErzieherInnen haben hierbei eine besonders wichtige Bedeutung:

Viele Sprechsituationen schaffen!

Das unflüssig sprechende Kind muß sein Sprechen immer wieder erproben können. Es soll reden dürfen, viel reden, ohne daß die Eltern dabei auf ein „gutes" und „richtiges" Sprechen achten. Es ist nicht wichtig, wie flüssig das Kind spricht, sondern daß es überhaupt spricht, daß es sich überhaupt mitteilt und dadurch seine Sprache und seine Sprechfähigkeiten weiterentwickelt. Eltern und Erzieher können immer wieder interessante Sprechmöglichkeiten schaffen – und dies ganz nebenbei: im Spiel mit Puppen und Tieren, beim Anschauen von Bilderbüchern, beim gegenseitigen Erzählen von „Quatsch"-Geschichten. Und selbst schweigsame Kinder beginnen in der Rolle einer Prinzessin oder eines Löwen oft fröhlich loszuplappern. – Es gibt so unendlich viele Möglichkeiten, das Kind zum Sprechen anzuregen.

Die Sprechfreude fördern!

Richtig Spaß an einer Tätigkeit haben wir Erwachsenen nur dann, wenn sie uns einigermaßen gelingt. Wenn wir z. B. ständig Mißerfolge beim Billardspielen haben und unsere Mitspieler uns das unter die Nase reiben, werden wir das Billardspielen bald aufgeben. So verhält es sich auch mit einem unflüssig sprechenden Kind: Wenn ihm die Freude am Sprechen abhanden kommt, wird es bald immer weniger Lust zum Reden verspüren und sich vielleicht sogar ängstlich ins Schweigen zurückziehen. Unsere Aufgabe als Erwachsene ist es daher, bei all den vielen Sprechsituationen, die wir schaffen, vor allem eines im Auge zu behalten: Das Sprechen muß Spaß machen, nicht nur uns, sondern insbesondere auch dem Kind! Dies wird nur dann funktionieren, wenn wir eine positive Beziehung zum Kind herstellen, wenn wir es annehmen und seine Stärken und Begabungen wahrnehmen können, wenn wir ihm zeigen, daß wir ihm zuhören und interessiert an seinen Äußerungen sind, wenn wir nicht ständig Anweisungen geben und an seiner Sprechweise herumnörgeln. Dann wird sich das Kind wohl fühlen, dann spürt es, daß der Kontakt ihm guttut. Und es wird in die Lage versetzt, von sich aus zu seinen Mitmenschen in Beziehung zu treten, nicht nur mit dem Blick, nicht nur mit seiner Mimik und seinen Gesten. Nein, dann wird es seine Sprache einsetzen, angstfrei und ohne Druck reden und erfahren, daß das Sprechen wie eine Brücke ist, die eine lebendige Verbindung zum anderen Menschen ermöglicht. Erst wenn wir die Sprechfreude eines sprechunflüssigen Kindes aufbauen und festigen, wenn wir durch Zuwendung und Ermutigung, durch Anerkennung und Lob seinen Mitteilungsdrang wachhalten, wird es unbefangen und spontan mit Worten und Sätzen, Geschichten und Fragen Kontakt zu seinen Mitmenschen aufnehmen können.

Stotterfreie Sprechsituationen herstellen!

Es gibt Situationen, in denen das Kind gar nicht oder nur sehr wenig stottert. Wir haben das oben bereits besprochen. Eltern und Erzieher können solche Situationen wahrnehmen lernen und dafür sorgen, daß diese Situationen häufiger im Alltag des

Kindes vorkommen. Das ist nicht nur das Singen (bei dem stotternde Kinder ja grundsätzlich „flüssig" sind), das kann das Reden mit einem bestimmten Freund sein, das Vor-sich-Hin-Plappern bei einem Spiel, das Nachmachen von Benjamin Blümchen oder die Phantasieunterhaltung mit einer krabbelnden Ameise auf der Wiese. Fördern Sie solche Sprechsituationen! Singen Sie öfter mit dem Kind, laden Sie den Freund öfter ein, lassen Sie das Plappern zu (auch wenn es Sie manchmal nervt), spielen Sie öfter die Abenteuer des Benjamin Blümchen mit und bremsen Sie nicht die Phantasiegespräche, die Ihr Kind mit Tieren, Ungeheuern und Fabelwesen führt. Das Erlebnis des flüssigen Sprechens soll im Alltag des Kindes ein stärkeres Gewicht bekommen. Das Kind soll erfahren können, daß es leicht und locker sprechen kann. So stärken Sie bei ihm die innere Gewißheit: „Ich kann sprechen, ganz ohne Stocken, ganz ohne Anstrengung." So können sein Selbstvertrauen und seine Sicherheit beim Sprechen wachsen.

Ein gutes Sprechvorbild sein!

Kinder orientieren sich sehr stark am Vorbild ihrer Eltern. „Ganz der Vater", sagen Freunde und meinen den Schmollmund, den der Sohn zieht, oder: „Ganz die Mutter" und meinen das Kichern der Tochter. Nicht nur die Mimik und Gestik gerät nach dem Vorbild der Eltern (die äußere Erscheinung sowieso); auch die Art des Sprechens wird häufig sehr direkt von den Kindern nachgeahmt: der Stimmklang z. B., das Sprechtempo, die Ruhe oder Gedrängtheit der Rede. „Der Apfel fällt nicht weit vom Stamm", heißt ein Sprichwort, das auch für die Sprache des Kindes gilt.

Für Eltern und Erzieher unflüssig sprechender Kinder ist es wichtig herauszufinden, wie sie selber sprechen. Können sie als Erwachsene z. B. ruhiger und etwas langsamer sprechen? Ist es möglich, mehr Platz für die Äußerungen des Kindes zu lassen, so daß es selber ohne Hast seine Gedanken und Gefühle mitzuteilen wagt? Häufig findet man nämlich bei stotternden Kindern die Tendenz zu einem schnellen Sprechen, so als müßten sie alles schnell hinter sich bringen. Vielfach fehlt ihnen die Ruhe und Gelassenheit bei der Unterhaltung.

Hier bietet sich ein hervorragender Ansatzpunkt für die Mitmenschen sprechunflüssiger Kinder: Sie könnten selber die Ruhe in ihren Gesprächen mehr pflegen, könnten das Kind ausreden lassen, auch wenn es sich verhaspelt, könnten in der Unterhaltung mit dem Kind insgesamt ein Vorbild für ein Sprechen aus einer größeren inneren Gelassenheit heraus sein und nicht in ihrer Rede voranpreschen wie ein Formel-1-Fahrer, nicht das stotternde Kind mit einem Wortschwall zudecken (und sei er noch so liebevoll gemeint). Da ist es schon besser, das Gas zurückzunehmen und ab und zu anzuhalten.

Gehen Sie ruhig und gelassen mit den Sprechunflüssigkeiten um!

Das ist leichter gesagt als getan! Außenstehende können sich oft gar nicht richtig vorstellen, wie stark Eltern unter den Sprechstörungen ihrer Kinder leiden, sich hilflos fühlen und sich um deren Zukunft sorgen. Deswegen reagieren Eltern häufig sehr sensibel auf die auftretenden Sprechunflüssigkeiten, werden z. B. nervös, leiden mit, gucken beiseite, werden ungeduldig, ergänzen das Wort, an dem das Kind hängenbleibt oder können den Erzählungen gar nicht mehr richtig folgen. Ohne es zu wollen – und oft auch, ohne es selber überhaupt zu merken – signalisieren sie dem Kind ihre eigene zunehmende Angespanntheit. Und das Kind reagiert darauf, spürt die Erwartungen, gut sprechen zu sollen, will sie erfüllen, will gut sprechen, spürt dies als Druck auf sich lasten (s. oben: „Kommunikationsdruck"), bemüht sich, „perfekter" zu sein, und strengt sich an, dies zu erreichen. Aber indem es sich anstrengt, verspannt es sich mehr und mehr; es setzt zuviel Kraft ein. Und die Kraft führt zu den Verspannungen in der Sprechmuskulatur, verstärkt nur die „Unflüssigkeiten" und das Hängenbleiben.

Dieser Teufelskreis kann nur unterbrochen werden, wenn es den Eltern und Erziehern gelingt, selber unbefangen und ruhig auf die unflüssige Sprechweise des Kindes einzugehen. Also: Hören Sie auf, gegen das Stottern anzukämpfen. Versuchen Sie es innerlich anzunehmen. Orientieren Sie sich nicht immer wieder an der Art und Weise des Sprechens, sondern gehen Sie auf die Inhalte des Gesprochenen ein, so wie Sie dies bei allen anderen Menschen ja auch tun. Wichtig dabei ist, Ihre positive Haltung zum Kind nicht nur mit Worten zu zeigen, sondern sie auch mit Ihrer Körpersprache auszudrücken, mit Ihrer Mimik und Gestik, der Ruhe Ihrer Hände und der Zugewandtheit Ihrer Körperhaltung.

Helfen Sie Ihrem Kind, Freunde zu finden!

Stottern zeigt sich als Störung des Redeflusses. Bei Erwachsenen, die lange gestottert haben, zeigt sich diese Sprechauffälligkeit dann leider häufig auch als eine Störung der Kontaktfähigkeit. Daher ist es wichtig, schon früh dafür zu sorgen, daß ein sprechunflüssiges Kind Freunde findet und viele Kontakte zu Gleichaltrigen pflegt. Es soll erfahren, als Person angenommen und gemocht zu werden. Je geringer die Anspannung und Angst in zwischenmenschlichen Beziehungen ist, desto lockerer und flüssiger wird sich dann ein Kind sprachlich verständigen können.

Weihen Sie Verwandte und Freunde ein!

Sicherlich werden Sie einige der hier aufgeführten Anregungen für den Umgang mit dem sprechunflüssigen Kind aufgreifen und erproben wollen. Sorgen Sie dafür, daß dies auch von der Oma und Tante, der Schwiegermutter und Tagesmutter, den Erzieherinnen, Lehrern und Nachbarn berücksichtigt werden kann. Reden Sie mit allen Erwachsenen, mit denen Ihr Kind im Alltag häufiger zu tun hat, über die Sprechunflüssigkeiten bzw. das Stottern und wie man angemessen damit umgehen kann. Schaffen Sie sich Verbündete. Alle sollten an einem Strang ziehen! Gemeinsam sind Sie stärker. Dann kann es auch Ihrem Kind gelingen, seine Sprechunflüssigkeiten abzubauen.

Was Sie nicht tun sollten, wenn Ihr Kind stottert

Die bisherigen Hinweise haben bereits deutlich gemacht, was das Stottern alles nicht ist, und auch, worauf Eltern in besonderer Weise achten sollten. Dabei ist zum Teil auch schon erwähnt worden, was man lieber nicht tun sollte, wenn ein Kind stottert.

In der Praxis zeigt sich allerdings immer wieder eine Reihe typischer Mißverständnisse: Eltern und Erzieher stotternder Kinder bemühen sich zwar meist mit großem Einsatz um das Wohl der Kinder. Aber oft bleibt ein Teil dieser Bemühungen ohne Auswirkungen bzw. verstärkt sogar noch das Stotterproblem. Deswegen sollen hier noch einmal diejenigen Handlungsweisen aufgeführt werden, die sich als ungünstig im Umgang mit sprechunflüssigen und stotternden Kindern erwiesen haben:

Nicht ermahnen, nicht kritisieren!

Wenn Ihr Kind stottert, wäre es völlig falsch, es deswegen zurechtzuweisen. „Sprich anständig!", „Hör auf!", „Reiß dich zusammen!", „Du kannst es doch viel besser!" – Äußerungen dieser Art führen dem Kind mit schonungsloser Deutlichkeit vor Augen: Mit mir stimmt etwas nicht. Damit wird seine Bereitschaft, überhaupt zu sprechen, drastisch abnehmen.

Sprechen nicht verbieten! Ausreden lassen!

Manchen Eltern ist das Stottern so unangenehm (besonders in der Öffentlichkeit, wenn andere Menschen zuhören), daß sie für ihr Kind weitersprechen, oder sie neigen dazu, es zu unterbrechen, kaum daß es hängengeblieben ist. Beides kommt einem Sprechverbot gleich: Das Kind lernt, daß seine Mitteilungen wohl unerwünscht sind. So gelangt es z. B. zu der Überzeugung: „Ich habe nichts zu sagen" oder „Alles, was ich denke, ist meinen Eltern peinlich". Kein Wunder, wenn sich solche Kinder selber immer weniger zutrauen und ihr gesundes Selbstbewußtsein sich nicht entwickeln kann.

Keine Vorschriften bezüglich des Sprechens machen!

Es bleibt ohne andauernde Wirkung, wenn Sie das Kind auffordern, „langsamer zu sprechen" oder erst „tief Luft zu holen", bevor es redet, oder „vorher zu überlegen", was es sagen will. Stottern ist eine automatisiert ablaufende Verhaltensweise, die vom Kind selber nicht bewußt zu beeinflussen ist – genausowenig wie das Treppen-hinunter-Rennen: Wenn man von Ihnen verlangen würde, genau auf die Bewegungen der Beine achtzugeben, würden Sie beim Abwärtsrennen ins Stolpern geraten. In gleicher Weise ergeht es dem Kind: Wenn es sich anstrengt, um ja nicht ins Stottern zu geraten, wird es erst recht hängenbleiben.

Mißbilligung nicht durch Körpersprache ausdrücken!

Wir Menschen drücken unsere Gefühle und Einstellungen oft blitzschnell und unmißverständlich aus, ohne es selbst zu merken: mit dem Klang unserer Stimme, mit der Art unseres Blickes, durch unseren Gesichtsausdruck und unsere Bewegungen. Sie müssen lernen, die eigene Körpersprache wahrzunehmen und ggf. im Zaum zu halten, wenn Ihr Kind unflüssig spricht.

Nicht zu Mißerfolgssituationen zwingen!

Eltern und ErzieherInnen kennen diejenigen Sprechsituationen, in denen das Kind besonders unflüssig spricht bzw. stärker stottert. Das kann beim Telefonieren sein, beim Gedichtaufsagen im Familienkreis, beim Einkaufen von Brötchen oder ähnlichem. Kinder signalisieren dann sehr deutlich ihre Angst und Unsicherheit, und es wäre ein falsch verstandenes Erziehungsprinzip, die Kinder zu solchen Sprechaufgaben zu zwingen. Wir riskieren damit, daß das Sprechen völlig blockiert und sich ein schreckliches Gefühl von Versagen einstellt. Ersparen Sie Ihrem Kind solche demütigenden Erfahrungen. Mißerfolge verstärken nur die innere Anspannung vor derartigen Situationen in der Zukunft.

Nicht mit Worten zuschütten!

Man kann ein kleines Rinnsal mit Sand zuschütten, so daß es versiegt. Man kann auch ein kleines sprechunflüssiges Kind mit geschäftigem Übereifer und ständigem Umsorgen ins Schweigen drängen. Sensible Eltern spüren, wann Worte erschlagen. Sie spüren, wann sie mehr Raum für die Entfaltung ihres Kindes lassen müssen, so daß auch ein vorsichtiges und behutsames Pflänzchen sich recken und strecken kann und nicht gleich schmerzhaft an die Grenzen stößt, die von überbesorgten Eltern aufgerichtet wurden. Weniger ist oft mehr.

Lebenssituation und Stottern

Wir wissen heute nur zu gut, daß sich die menschliche Leistungsfähigkeit nicht entfalten kann, wenn wir unter Dauerstreß stehen: Streß kann bedingt sein z. B. durch Überlastungen, durch fortdauernde Ängste, durch Ärger und Streit, durch Konflikte in der Familie, am Arbeitsplatz oder im Wohnbereich. Kinder reagieren sehr empfindsam auf derartige Belastungen in ihrem Lebensumfeld – was bei sprechunflüssigen und stotternden Kindern unmittelbar „auf die Sprache schlagen" kann. Bei ihnen ist es daher besonders wichtig, die allgemeine Lebenssituation spannungsfreier zu gestalten.

Vielleicht kennen Sie ja derartige Ansatzpunkte, um – soweit notwendig – eine ausgeglichenere und glücklichere Atmosphäre für das Kind herstellen zu können.

Wer hilft dem stotternden Kind und seinen Eltern und Erziehern?

Heutzutage gibt es bereits vielerorts Fachleute, die speziell für sprechunflüssige und stotternde Kinder Beratung und Therapie anbieten und wo Eltern und ErzieherInnen eine fachkundige Unterstützung erhalten. Dort können Sie auch abklären, ob es sich bei Ihrem Kind tatsächlich um ein Stottern handelt oder nur um eine vorübergehende altersgemäße Sprechunflüssigkeit. Die zuständigen Fachleute sind Logopäden, Sprachheilpädagogen, Sprachtherapeuten, Psychologen und Ärzte für Sprach- und Stimmheilkunde, deren Adressen man beim Gesundheitsamt, bei der Krankenkasse oder bei Kinderärzten, Hals-Nasen-Ohren-Ärzten oder Ärzten für Kinder- und Jugendpsychiatrie erhält. Je früher eine Beratung oder Behandlung erfolgen kann, desto besser sind die Heilungsaussichten beim Stottern.

Hinweis

Die Wissensvermittlung zum Themenbereich „Hinweise für Eltern und Erzieher stotternder Kinder" kann durch folgende Gruppenübungen unterstützt werden:
– Übung 7: „Mit Absicht stottern" (Teil 3, S. 103)
– Übung 8: „Brotumtausch" (Teil 3, S. 104)

Vertiefende Anregungen zum Stottern finden sich in der weiterführenden Literatur in M 26 (z. B. Wendlandt 1984 und 1994).

Die Ausführungen der Beratungseinheit M 19 stellen eine Neubearbeitung und Erweiterung der „Hinweise für Eltern" von Wendlandt (1970) dar, die als Elternbrief vom Arbeitskreis Neue Erziehung e. V. Berlin 1971 herausgegeben wurden.

Sprachauffälligkeiten bei ausländischen Kindern

M 20

Was man über den Spracherwerb bei ausländischen Kindern wissen muß

> *Inhalt:*
>
> Es werden wichtige Grundkenntnisse über Zweisprachigkeit (Mehrsprachigkeit) vermittelt, die bei der Arbeit mit ausländischen Kindern berücksichtigt werden müssen.
>
> *Ziel:*
>
> Psychosoziale Fachkräfte sollen Orientierungshilfen für ihre Arbeit erhalten, um mit mehr Sicherheit die Betreuung der bisher noch unterversorgten Gruppe sprachauffälliger ausländischer Kinder und die Beratung ihrer Eltern leisten zu können.
>
> *Einsatzmöglichkeiten:*
>
> Vor allem für medizinische und psychosoziale Fachkräfte geeignet.

Es besteht die Gefahr, die Muttersprache ausländischer Kinder in ihrer Entwicklung zu bremsen

Ein Großteil der ausländischen Kinder lebt in Deutschland in einer zweisprachigen Lebenssituation: In ihrer Familie und oft auch im Freundes- und Bekanntenkreis findet die Kommunikation in der Muttersprache statt, der Sprache des Herkunftslandes der Eltern. Außerhalb dieses geschützten Umfeldes werden die Kinder aber in allen anderen Lebensbereichen mit der deutschen Sprache und Kultur konfrontiert. Die Muttersprache der ausländischen Kinder stellt eine Minderheitensprache dar, die in der Gesellschaft und auch in den Institutionen, die für ausländische Kinder zuständig sind (z. B. Kindertagesstätten, Kinderärzte, Gesundheitsdienste, Schulen), eine untergeordnete Rolle spielt. Vielfach wird sie auch mehr oder weniger deutlich abgelehnt: Die Kinder erfahren alltäglich die Geringschätzung ihrer Herkunft und Sprache durch die deutschsprachige Umgebung.

Dies zeigt sich z.B. immer noch sehr kraß in denjenigen Kindertagesstätten und Vorklassen, in denen ausländischen Kindern untersagt wird, in ihrer Muttersprache zu reden. Erzieherinnen und Vorklassenleiterinnen fühlen sich aufgrund der bevorstehenden Einschulung unter Druck, den ausländischen Kindern schnell die deutsche Sprache beibringen zu müssen. So argumentieren sie – sicherlich wohlmeinend –, das Parktizieren der Muttersprache bilde ein Hindernis für das Erlernen der deutschen

Sprache. Dieses Fehlurteil wird leider auch von ausländischen Eltern übernommen, die sich häufig von dem bevorstehenden Schulbeginn so unter Druck gesetzt fühlen, daß sie selbst mit ihren Kindern deutsch sprechen und nicht mehr häufig genug die Muttersprache praktizieren. Dabei sind die Deutschkenntnisse der ausländischen Eltern meist eingeschränkt, so daß Fehler in der Grammatik und Aussprache an die Kinder weitergegeben werden und auch vom Wortschatz her nur ein unvollkommenes Sprachvorbild vermittelt wird.

Sprechverweigerung und Abwehrhaltung

Die oben beschriebene Nichtachtung der Muttersprache, die Verbote in Kindertagesstätten, in der Muttersprache zu reden, und das gutgemeinte, aber wenig hilfreiche Deutschsprechen ausländischer Eltern können zu massiven Sprechverweigerungen bei ausländischen Kindern führen: Die Kinder erleben nun ihrerseits ihre Muttersprache als minderwertiger, fühlen sich in ihrer Identität bedroht und verlieren zunehmend die Motivation, sich in ihrer Muttersprache zu verständigen. Es kann damit zu heftigen Spannungen zwischen den ausländischen Kindern und ihren Eltern kommen.

Doch es gibt auch das gegenteilige Phänomen: Das Verbot der Muttersprache und der damit einhergehende Druck, die Mehrheitssprache zu praktizieren, führt bei manchen ausländischen Kindern zu einem heftigen Widerstand gegen den Zweitspracherwerb. Vorbehalte im Elternhaus gegen das Gastland werden sehr sensibel von diesen Kindern gespürt und festigen die kindliche Abwehrhaltung gegen das Erlernen der Zweitsprache. Diese Haltung ist insbesondere dann schwer zu verändern, wenn zusätzlich ausländerfeindliche Tendenzen an der Tagesordnung sind.

Wir haben also gesehen, daß beim Kind sowohl eine Ablehnung der eigenen Muttersprache als auch der deutschen Sprache entstehen kann. In diesem Zusammenhang ist es deshalb wichtig, sich die Forschungsergebnisse multikultureller Arbeitsprojekte zu vergegenwärtigen: Es konnte immer wieder hinreichend bestätigt werden, daß die Praktizierung gerade der Muttersprache eine wichtige Voraussetzung ist, um die Zweitsprache Deutsch angemessen erwerben zu können. Denn die sprachlichen Grundlagen der Muttersprache begünstigen den Zweitspracherwerb.

Die Sprachfähigkeiten in der Muttersprache dienen als Grundlage für den Zweitspracherwerb

Die Muttersprache stellt in der Regel die zuerst gelernte Sprache dar, über die sich eine enge Beziehung zu den Eltern festigt und an die emotionalen Befindlichkeiten und Bedeutungszusammenhänge des Lebens gekoppelt werden. Mit dem Erwerb der Muttersprache findet außerdem die Aneignung von Gestik und Mimik, Intonation, Sprechrhythmus, Körperbewegungen u. a. statt. Bei einem ausländischen Kind, das seine Muttersprache in der Familie pflegen kann und dort durch ausreichende Sprachangebote gefördert wird, schreitet die Sprachentwicklung in den ersten zwei bis drei Lebensjahren zügig voran: So ist es dann ohne Schwierigkeiten in der Lage, beim Erwerb der Zweitsprache auf die bereits erworbenen sprachlichen und sprachbegleitenden Fähigkeiten zurückzugreifen.

Das bedeutet: Die Muttersprache ist demzufolge kein Hindernis für den Deutschlernprozeß. Vielmehr stellt ihre Entwicklung eine unentbehrliche Voraussetzung für den störungsfreien Verlauf des Zweitspracherwerbs dar. So zeigte sich z. B.

in Untersuchungen, daß Kinder, deren muttersprachliche Entwicklung in der Heimat ungestört ausreifen konnte, bestens gerüstet sind für die spätere gute Beherrschung beider Sprachen. Hingegen ergaben sich bei jungen Kindern, deren Sprachentwicklung zum Zeitpunkt des Verlassens der Heimat noch nicht ausgereift war, z.T. schwerwiegende Probleme mit der Beherrschung beider Sprachen.

Der Zweitspracherwerb stellt eine große Chance dar

Das in Deutschland geborene ausländische Kind verläßt nach den ersten zwei Lebensjahren zunehmend häufiger seinen familiären und kulturellen Lebensraum und beginnt sich immer bewußter auf die deutsche Umwelt einzustellen. Im Spiel auf der Straße oder im Kindergarten kommt es mit deutschen Kindern in Kontakt, knüpft Beziehungen zu deutschen Erzieherinnen und Nachbarn und lernt so allmählich die zweite Sprache. Dieser Vorgang wird als Zweitspracherwerb bezeichnet. Das ausländische Kind kann dabei, aufgrund der bereits durchlaufenen Entwicklung in der Muttersprache einige Phasen im Lernprozeß der Zweitsprache überspringen.

Da die zweite Sprache unter den natürlichen Bedingungen der alltäglichen Kommunikation zustande kommt und nicht aufgrund eines systematischen Unterrichts, spricht man hier auch von einem *„natürlichen Zweitspracherwerb"*.

Der natürliche Zweitspracherwerb läßt sich deutlich vom Lernen einer Fremdsprache abgrenzen: Diese wird in der Regel extrem selten außerhalb des Fremdsprachenunterrichts gesprochen, während die Zweitsprache die Sprache der Gesellschaft ist und damit die dominierende Sprache darstellt.

Von einer *„ausgewogenen Zweisprachigkeit"* ist dann die Rede, wenn eine Person beide Sprachen so beherrscht, daß jede der Sprachen in allen wichtigen Lebensbereichen verfügbar ist. Es herrscht somit eine Ausgewogenheit der Sprachkompetenz („balanced bilingualism"). Der Sprecher vermag, soweit erforderlich, jederzeit von einer in die andere Sprache umzuschalten, wobei allerdings die Kompetenz innerhalb eines bestimmten thematisch-inhaltlichen Bereiches in einer Sprache größer als in der anderen sein kann.

Zweisprachig zu sein bedeutet, für den eigenen Lebensweg breitere persönliche Orientierungen und berufliche Chancen mitbekommen zu haben. Das ist ein deutlicher Vorteil, den es in unserer Gesellschaft zu wahren gilt. Ausländische Eltern und deutsche pädagogische Fachkräfte sollten Zweisprachigkeit als Chance schätzen lernen, so daß diese Haltung auch von den betroffenen Kindern übernommen werden kann.

Zweisprachigkeit kann auch das Ergebnis eines Doppelspracherwerbs sein

Vom Doppelspracherwerb spricht man, wenn ein Kind von seiner Geburt an in zwei Sprachen erzogen wird. Die Eltern dieses Kindes haben verschiedene Muttersprachen und sprechen jeweils in ihrer Sprache mit dem Kind (z.B. spricht ein türkischer Vater konsequent türkisch, seine französische Frau konsequent französisch). Das Sprachangebot erfolgt also nach dem Prinzip „eine Sprache – eine Person". Allerdings wird das Kind beide Sprachen nur dann gleich gut lernen und praktizieren können, wenn beide Sprachen gleich gut und intensiv vermittelt werden und wenn eine positive Beziehung zu jedem der beiden Elternteile vorliegt.

Doppelte Halbsprachigkeit ist eine verbreitete Sprachauffälligkeit bei ausländischen Kindern

Bei Kindern ausländischer Eltern kommt es manchmal zu einem Bruch im Erwerb der Muttersprache, welcher sich in der Entwicklung beider Sprachen auswirkt: Die Folge ist eine *Doppelte Halbsprachigkeit* (in der Fachliteratur auch „Semilingualismus" oder „Subtraktive Zweisprachigkeit" genannt), d. h., das ausländische Kind beherrscht weder die Muttersprache noch die deutsche Sprache richtig.

Dies zeigt sich vor allem in einem geringen aktiven und passiven Wortschatz, in Störungen der Redeflüssigkeit (wodurch eine spontane und situationsangemessene Ausdrucksmöglichkeit erschwert ist), in Artikulationsschwierigkeiten und Unsicherheiten, zeitliche Abläufe und Sinnzusammenhänge richtig wiederzugeben. Vor allem aber ist die doppelte Halbsprachigkeit durch eine *fehlende Trennungsfähigkeit* gekennzeichnet: Das Kind mischt beide Sprachen. Fehlt ein Begriff in der spontan eingesetzten Sprache, wird in der anderen Sprache weitergesprochen. Der Wechsel in die Muttersprache findet besonders häufig bei emotionaler Erregung und bei der Beschreibung gefühlshafter Vorgänge statt, und zwar meist, ohne daß es das Kind selber merkt.

Die doppelte Halbsprachigkeit kann z. B. durch folgende Faktoren bedingt sein:
- Ungünstige Sozialisationsbedingungen: Die Familien ausländischer Kinder leben in Deutschland oft unter denkbar ungünstigen Lebensbedingungen, die nicht ohne Auswirkungen auf die Sprachentwicklung bleiben: Die Förderung der Muttersprache ist aufgrund von Schichtarbeit und Mehrfachbeschäftigungen, verbunden mit einer täglich langen Abwesenheit beider Elternteile, erheblich eingeschränkt, was verschärft wird durch hohen Fernseh- bzw. Videokonsum der Kinder und fehlende Anregungen durch Spielmaterial.
- Nichtpraktizierung/Verbot der Muttersprache im Kindergarten: Die ausländischen Kinder kommen in die Kindertagesstätte (von den Eltern meist extrem lange dort zur „Aufbewahrung" am Tage belassen) und stehen einer völlig fremden Umwelt gegenüber, mit einer fremden Sprache, deren Gebrauch ihnen abverlangt wird, nicht selten mit dem gleichzeitigen Verbot der Muttersprache. In der Folge kann es zu einem abrupten Abbruch der muttersprachlichen Entwicklung kommen.
- Inkonsequenter Gebrauch der zwei Sprachen: Die Eltern sprechen mal in ihrer Muttersprache, mal in (gebrochenem) Deutsch.
- Zu frühes Angebot der Zweitsprache: Bei Kindern mit allgemeinen Entwicklungsrückständen, die sich im sprachlichen Bereich als Störungen der muttersprachlichen Entwicklung zeigen, kann es zu einer Überforderung durch das Zweitsprachangebot kommen. (Hier müßte die muttersprachliche Entwicklung erst in den Grundzügen abgeschlossen werden.)
- Keine Weiterförderung der Muttersprache: Beim Zweitspracherwerb unterbleibt die so notwendige Förderung und Weiterentwicklung der Muttersprache.
- Überforderung durch Mehrsprachigkeit: In einer Familie werden mehrere Sprachen bzw. Dialekte gleichzeitig angewandt (z. B. spricht der Vater türkisch, die Mutter kurdisch und die Tanten bzw. Großeltern sprechen in zwei völlig unterschiedlichen Dialekten). Dies kann das Kind bei seinem Spracherwerb desorientieren und zu einer Überforderung führen.

(Hinweise zum Umgang mit der *Doppelten Halbsprachigkeit* finden sich im nächsten Abschnitt.)

M 21

Wie man zwei- und mehrsprachig aufwachsende Kinder mit Störungen des Sprechens und der Sprache fördern kann

> *Inhalt:*
>
> Es werden allgemeine Prinzipien für eine Förderung zwei- und mehrsprachig aufwachsender Kinder beschrieben, die in der Arbeit von Sprachtherapeuten sowie pädagogischen und medizinischen Fachkräften Anwendung finden sollten – unabhängig davon, welche Störung des Sprechens und der Sprache im einzelnen vorliegt und welche darauf bezogene symptomspezifische Behandlungsmaßnahme indiziert ist.
>
> *Ziel:*
>
> Psychosoziale Fachkräfte sollen Handlungshilfen für ihre pädagogische, beraterische oder sprachtherapeutische Arbeit mit sprachauffälligen ausländischen Kindern und deren Eltern erhalten.
>
> *Einsatzmöglichkeiten:*
>
> Vor allem für medizinische und psychosoziale Fachkräfte geeignet.

Muttersprache als Ausgangsbasis für die Beurteilung

Störungen des Sprechens und der Sprache, die sich bei ausländischen Kindern zeigen, wenn sie in der Sprache des Gastlandes reden, müssen immer auf dem Hintergrund der muttersprachlichen Entwicklung betrachtet werden. Das bedeutet: Es müßte grundsätzlich immer erst einmal geklärt werden, ob die Entwicklung in der Muttersprache altersgemäß vorangeschritten ist und ob Auffälligkeiten bzw. Störungen auch beim Sprechen in der Muttersprache vorliegen. Außerdem wäre zu untersuchen, ob die Auffälligkeiten, die sich beim Deutschsprechen zeigen, auch in der Muttersprache auftreten. Diese Fragen lassen sich im Einzelfall nicht immer klären, weil es nur sehr wenige Fachleute gibt, die eine angemessene Diagnostik in den unterschiedlichen Muttersprachen vornehmen können. Gerade wegen dieser Einschränkung ist es von besonderer Wichtigkeit, die folgenden Maßnahmen zu berücksichtigen, die sich als besonders hilfreich bei der sprachlichen Förderung ausländischer Kinder mit Sprachauffälligkeiten erwiesen haben. Diese Maßnahmen können als Basisinterventionen verstanden werden. Unabhängig davon, welche Symptomatik vorliegt, sollten sie vor dem Einsatz spezifischer logopädischer oder sprachheilpädagogischer Methoden eingeleitet bzw. angeregt werden:

Herstellung einer positiven Einstellung zur Muttersprache und zur Zweisprachigkeit

In der Beratung mit den Eltern und Familienmitgliedern ausländischer Kinder ist die positive Bedeutung herauszuarbeiten, die die Muttersprache für die Entwicklung des

Denkens spielt, aber auch für die Entfaltung grundlegender sozialer und emotionaler Fähigkeiten, mit deren Hilfe erst Beziehungen möglich werden und Kommunikation gepflegt werden kann. Über die Muttersprache gestaltet sich die Persönlichkeitsentwicklung des Kindes und der Aufbau einer ungestörten Identität.

In gleicher Weise muß den Eltern vermittelt werden, daß eine *ausgewogene Zweisprachigkeit* (siehe M 20) eine große Chance für die Kinder darstellt. Gewinnen sie mit ihr doch Möglichkeiten und Freiheitsgrade für die Wahl ihres späteren kulturellen Lebensbereiches: Sie können leichter ihren Platz in unserer zunehmend multikulturell werdenden Gesellschaft finden und zur Selbstverwirklichung gelangen. Erst wenn die Eltern eine positive Einstellung zur Zweisprachigkeit gewinnen, können auch die Kinder diese Haltung übernehmen.

Förderung der Muttersprache

Eltern und pädagogische Fachkräfte müssen darüber aufgeklärt werden, daß es zu einer günstigen Entwicklung der Zweitsprache Deutsch in der Regel erst dann kommen kann, wenn die Muttersprache weitgehend ausgebildet ist (M 20). Die Muttersprache ist also kein Hindernis für den Deutschlernprozeß. Vielmehr vermittelt sie bereits konkreteres und detailliertes Wissen über Sprache und Sprechen, das beim Zweitspracherwerb besonders hilfreich ist.

Das bedeutet: Den Kindern muß Gelegenheit gegeben werden, ihre muttersprachlichen Fähigkeiten zu vervollkommnen:

– Die Eltern sollen in der Familie verstärkt in der Muttersprache reden. Gutgemeinte, aber unvollkommene Sprachangebote in Deutsch (z. B. zum Zwecke der Vorbereitung auf den Eintritt in den Kindergarten oder die Schule) sollen nicht stattfinden.
– Die „Muttersprache" sollte auch dann die „Familiensprache" sein, wenn z. B. türkische Eltern neben ihrem sprachauffälligen Jüngsten noch zwei ältere Kinder haben, die bereits in Deutschland geboren wurden, hier zur Schule gehen und sich vorwiegend deutsch miteinander unterhalten. (Für die beiden Geschwister ist Deutsch zur „stärkeren Sprache" geworden, Türkisch ist die „schwächere Sprache".)
– Die Erzieherinnen sprachauffälliger ausländischer Kinder sollten über das Thema Zweisprachigkeit informiert werden. Es geht darum, ihnen eine positive Haltung zum Gebrauch der Muttersprache zu vermitteln. Muttersprachliche Äußerungen sollen nicht mehr unterbunden werden, egal ob sie sich auf die Erzieherin oder auf andere ausländische Kinder beziehen. Dabei kann es im Erziehungsalltag von Kindertagesstätte und Vorschule durchaus Aufgabe der pädagogischen Fachkraft sein, in angemessener Weise die Fähigkeit der Trennung zwischen den Sprachen zu unterstützen (s. unten).
– Bei bilingual aufwachsenden Kindern, bei denen z. B. der Vater wünscht, daß sein Kind türkisch lernt und die deutsche Mutter dem Kind ihre Sprache vermittelt, sollte jeder Elternteil darauf achten, daß er konsequent in der eigenen Sprache mit dem Kind redet: Eine Sprachmischung durch ein und dieselbe Person ist zu vermeiden.

Förderung der Sprechfreude und Steigerung der allgemeinen Sprechaktivität

Sprachauffällige ausländische Kinder fallen häufig durch ausgeprägte Sprachentwicklungsrückstände auf, die vom Fachmann als Sprachentwicklungsstörung (SES) oder auch als doppelte Halbsprachigkeit (M 20) bezeichnet werden. Häufig zeigt sich in der Folge derartig schwerer sprachlicher Beeinträchtigungen ein sprachliches Rückzugsverhalten, das sich in Sprechscheu oder Kommunikationsabwehr ausdrücken kann. Die Freude, sich sprachlich mitzuteilen, ist dann erheblich eingeschränkt – was nicht selten mit stärkerer motorischer Unruhe oder aggressiven „Mitteilungen" einhergeht. Hier wäre es wichtig, die Kinder durch pädagogische Fördermaßnahmen zu ermutigen, mehr zu sprechen, und die Aufnahme der Beziehung zu anderen Menschen sprachlich zu wagen. Unverzichtbare Voraussetzung, daß dies gelingen kann, ist die Berücksichtigung eines sprachtherapeutischen Basisverhaltens: Durch eigene Lebendigkeit sollte der Erwachsene immer wieder aufs neue die Neugier des Kindes ansprechen und konkrete und sehr anschauliche Sprechanlässe schaffen, die an die persönlichen Erfahrungen und Interessen des Kindes anknüpfen. Dabei wäre die Berücksichtigung z. B. der folgenden Punkte wichtig:

– Inhalt vor Form: Das Kind darf erst einmal sprechen, „wie ihm der Schnabel gewachsen ist". Es kommt darauf an, daß es überhaupt redet. Die Form (z.B. fehlerhafte Aussprache und falscher Gebrauch von Wörtern) ist zu vernachlässigen.
– Keinerlei Korrekturen und Kritik: Ermahnungen zum Richtigsprechen bremsen die Unbefangenheit des spontanen Ausdrucks; Korrekturen führen dem Kind immer wieder seine „sprachliche Minderwertigkeit" vor Augen.
– Methode der „verbesserten Wiederholung" (M 16) einsetzen: Sie ist in hervorragender Weise dazu geeignet, den richtigen Gebrauch von Wörtern und Sprachmustern anzuregen und immer wieder hilfreiche Impulse für die korrekte Aussprache zu geben.
– Sprachanregungen durch Spiel und Bewegung vermitteln: Die Ausbildung und Erweiterung sprachlicher Fähigkeiten darf nicht in einem langweiligen Übungsprozeß erstarren: Spiel und Bewegung bieten immer wieder neue Anlässe, die das Kind zum Reden motivieren. Mit Phantasie und Spielfreude vermag der Helfer beim Kind Neugier zu wecken und dessen sprachliche Gestaltungskräfte im gemeinsamen Handeln zu entfalten.

Insgesamt geht es darum, das Kind emotional anzunehmen und auf seine Äußerungen positiv einzugehen. Dabei kann das Gespräch immer verstanden werden als das Ergebnis gelungener Aufnahme von Beziehungen zwischen Menschen.

Im übrigen gelten natürlich auch für die ausländischen Kinder die allgemeinen Prinzipien für den Umgang mit Sprachauffälligkeiten, wie sie oben in M 15 bis M 17 aufgeführt sind.

Herstellung der Trennungsfähigkeit zwischen den Sprachen

Ein Kind mit doppelter Halbsprachigkeit soll
– wahrnehmen lernen, daß es sich in zwei Sprachen ausdrücken kann;
– immer wieder durch den Erwachsenen bestärkt werden, daß es eine großartige

Leistung ist, sich in zwei Sprachen ausdrücken zu können (anderen Kindern gelingt dies ja in der Regel nicht);
- den Wechsel von einer in die andere Sprache bewußt registrieren und
- im Spontangespräch die Äußerung in der Sprache konsequent zu Ende bringen können, in der es zu reden begonnen hat.

Um diese Ziele zur Herstellung der Trennungsfähigkeit zwischen den beiden Sprachen zu erreichen, muß eine wesentliche Grundvorausstzung erfüllt werden: Die Erwachsenen, die mit einem doppelhalbsprachigen Kind reden, müssen sich konsequent immer nur einer Sprache bedienen. Sie tragen wegen ihrer Vorbildfunktion eine besondere Verantwortung. Die türkische Mutter sollte also nur türkisch, die deutsche Erzieherin nur deutsch mit dem Kind reden. Gelingt eine solche strikte Sprachtrennung im Umfeld des Kindes, lernt das Kind nun seinerseits viel leichter, beide Sprachen zu unterscheiden und in ihrem Gebrauch zu trennen.

Der Lernprozeß der Sprachtrennung kann zusätzlich unterstützt werden durch gezielte Übungen in einem abgestuften Vorgehen, z. B.:

- Zuerst signalisiert der Erwachsene (Helfer), wenn das Kind in der Muttersprache spricht. Dann wird das Kind angeleitet, selber anzuzeigen (anfänglich noch mit Unterstützung, später von sich aus), wenn es die Muttersprache verwendet.
- Das gleiche erfolgt beim Gebrauch der Zweitsprache.
- Das Kind darf beide Sprachen verwenden, soll aber jeweils anzeigen, in welcher Sprache es redet. Dazu können z. B. in festgesetzten (anfangs kurzen, später längeren) Übungsphasen zwei verschiedenfarbige Handpuppen verwendet werden, mit denen das Kind jeweils signalisiert, in welcher Sprache es gerade spricht: Es zieht sich z. B. ganz schnell die rote Handpuppe beim Türkischsprechen auf und die blaue beim Reden in Deutsch.
- In einem gesonderten Lernschritt kann das Kind im spontanen Gespräch lernen, durch ein Signal (Gong, Trommel, Geste) anzuzeigen, wenn es in die andere Sprache überwechselt. Noch ist der Wechsel erlaubt, aber er muß blitzschnell registriert werden.
- In späteren Lernschritten kann es dann darum gehen, einen Wechsel für einen bestimmten Zeitraum nicht zuzulassen: Das Kind soll versuchen, für einige Minuten, später für längere Zeit, bei der vom Helfer vorgegebenen Sprache zu bleiben.

Natürlich läßt sich die Trennungsfähigkeit beim doppelhalbsprachigen Kind dann leichter realisieren, wenn der Helfer selber über beide Sprachen verfügt. Aber auch deutsche Fachkräfte, die die Muttersprache des jeweiligen Kindes nicht beherrschen, können hierbei – wie die oben aufgeführten Programmschritte zeigen – einen sinnvollen Beitrag leisten.

Bei der sprachtherapeutischen Arbeit den Bezug zur Muttersprache fördern

Deutsche Sprachtherapeuten und Sprachtherapeutinnen beraten und behandeln in ihrer Muttersprache – das ist die Regel. Ein ausländisches Kind erhält auf diese Weise – neben der gezielten Arbeit an seiner Sprachstörung – vielfältige Anregungen zum Gebrauch der deutschen Sprache. Die sprachtherapeutische Fachkraft sollte dem Kind dabei aber auch eine positive Haltung zu dessen Muttersprache vermitteln und immer wieder nach Möglichkeiten Ausschau halten, wie das Kind den Gebrauch seiner Muttersprache sprechaktiv und neugierig wagen kann. Dies ist insbesondere

für sprechängstliche Kinder wichtig, die in beiden Sprachen eine sehr geringe Kommunikationsbereitschaft zeigen.
Die positive Einstimmung auf die Muttersprache kann eine Logopädin z. B. dadurch erreichen, daß sie das Kind anleitet,
- ihr Wörter oder Redewendungen in seiner Muttersprache beizubringen (hierbei kommt es nicht auf sprachlich korrektes Sprechen an),
- bei Atem- und Stimmübungen, die durchgeführt werden, auch eine vom Kind selbst gewählte muttersprachliche Lautabfolge zu wählen,
- Bilder als Sprechanreize zu verwenden, die aus einem Buch stammen, das das Kind von zu Hause mitgebracht hat (muttersprachliches Material),
- im Falle einer Stottersymptomatik entspanntes Sprechen oder die Anwendung spezifischer Sprechhilfen beim muttersprachlichen Lesen zu trainieren oder
- ein Rollenspiel „Einkauf in einem Lebensmittelgeschäft" zu spielen, bei dem das Kind alle „Wünsche" zuerst in seiner Muttersprache und dann deutsch äußern kann.

Durch die positive Hinwendung zur muttersprachlichen Kommunikation im Rahmen der sprachtherapeutischen Arbeit gelingt es manchen Kindern, das in der Sprachtherapie Gelernte leichter auf ihre muttersprachliche Alltagskommunikation zu übertragen – die beim Deutschsprechen erzielten Lernfortschritte haben damit Auswirkungen auch auf die Dialogfähigkeit des Kindes in seiner muttersprachlichen Lebenswelt.

Gezielte pädagogische Förderung in beiden Sprachen

Eltern und pädagogische Fachkräfte sollten sich dafür einsetzen, daß das sprachauffällige Kind eine zweisprachige Alphabetisierung erhält: Dies würde eine bestmögliche Förderung der in den Schulen sonst so vernachlässigten muttersprachlichen Entwicklung sicherstellen. In einigen (leider erst wenigen) Vorschulen oder Schulen wird ein solches Lesen- und Schreibenlernen in beiden Sprachen angeboten. Fehlt ein solches Angebot, so ließe es sich auf der Basis einer selbstorganisierten Initiative ausländischer Eltern gleicher Nationalität organisieren. Dabei sollte zur besseren Unterstützung dieses Vorhabens Kontakt zu bereits bestehenden Interessenvertretungen bzw. Bürgerinitiativen von Ausländern aufgenommen werden.

Schlußgedanken

Zum Abschluß sei betont, daß sich die Ausführungen in M 21 nur auf die Zielgruppe der bereits sprachauffällig gewordenen ausländischen Kinder beziehen. Bei der überwältigenden Mehrheit der zweisprachig aufwachsenden Kinder kommt es zu keinen Sprachauffälligkeiten – und es sind auch keine gesonderten Fördermaßnahmen notwendig. Auch darf nicht vergessen werden, daß viele ausländische Kinder (das sehen wir zunehmend in Berlin) bereits in unserem Lande geboren wurden, daß sie oft Kinder z. B. junger türkischer Eltern sind, die beide bereits lange in Deutschland leben und häufig besser deutsch als türkisch sprechen. Für die Kinder dieser Eltern besteht somit nur noch in begrenztem Umfang eine zweisprachige Lebenssituation.

Fachleute, Institutionen, Finanzierung

M 22

Wer hilft dem sprachgestörten Kind und seinen Eltern?

Inhalt:

Es werden diejenigen Berufsgruppen und Institutionen benannt, an die sich Eltern wenden können, um eine fachkundige Beratung, Diagnostik und Therapie für ihre sprachauffälligen Kinder zu erhalten.

Ziel:

Den Eltern soll der Zugang zu Fachleuten und Beratungseinrichtungen auf dem Gebiet des Sprechens und der Sprache erleichtert werden.

Einsatzmöglichkeiten:

Für alle Zielgruppen gut geeignet.

Kinderärzte oder Hausärzte sind oft die erste Anlaufstelle für Eltern, die sich um das Sprechen ihrer Kinder Sorgen machen. Hier erhalten sie Informationen und Adressen von *Fachleuten und Beratungseinrichtungen*, die sich auf dem Gebiet der Sprache spezialisiert haben.

In der Regel ist es sinnvoll, sich an diese Experten überweisen zu lassen, um eine gründliche Abklärung der sprachlichen Fähigkeiten eines Kindes sicherstellen zu können. Dort kann man sich in Ruhe um die Sorgen der Eltern kümmern, kann die Sprachentwicklung des Kindes prüfen, seine Sprechweise und seine Hörfähigkeit untersuchen. Gemeinsam wird dann entschieden, ob Fördermaßnahmen für das Kind notwendig sind, wie sie aussehen sollten und welche Aufgaben dabei den Eltern zufallen. Manchmal steht dann auch schon ein Behandlungsplatz zur Verfügung, so daß nicht viel Zeit bis zur Unterstützung des sprachauffälligen Kindes verlorengeht. Zum Glück gibt es mittlerweile eine ganze Anzahl solcher Experten und Beratungseinrichtungen, an die sich Eltern kostenlos (M 23) wenden können. Und zum Glück liegen heutzutage gesicherte Erkenntnisse und eine Vielzahl erprobter Behandlungsmöglichkeiten für den Abbau von Störungen des Sprechens und der Sprache bei Kindern vor.

Im einzelnen sind folgende Berufsgruppen für die Beratung der Eltern und für die Diagnostik und Behandlung sprachauffälliger Kinder zuständig: Logopäden, Sprachtherapeuten und Sprachheilpädagogen, Sprachheillehrer, Hals-Nasen-Ohren-Ärzte, Phoniater und Psychologen. Zum Teil haben sich auch Vertreter ähnlicher Berufsgruppen für dieses Arbeitsgebiet qualifiziert. Als Laie findet man am ehesten Zugang zu diesen Fachleuten, wenn man sich in seinem Wohnbezirk an eine der folgenden Einrichtungen wendet:

- Gesundheitsamt, Gesundheitsberatungsstellen
- Sprachheilambulanzen, Sprachberatungsstellen,
- Sprachheilkindertagesstätten, Sprachheilschulen, Sprachheilheime,
- freie Praxen von niedergelassenen Logopäden/Logopädinnen,
- Fachkliniken für Hals-Nasen-Ohren-Heilkunde, für Kinderheilkunde bzw. Kinder- und Jugendpsychiatrie,
- zuständige Krankenkassen,
- Erziehungs- und Familienberatungsstellen.

Oft genügt bereits ein Anruf bei einer der genannten Stellen, um sich einen Überblick über die Hilfsangebote im näheren Wohnumkreis zu verschaffen (einschlägige Adressen und Telefonnummern finden sich vielfach in den örtlichen Telefon- und Branchenbüchern). Eine rechtzeitige Anmeldung für einen Behandlungsplatz ist allerdings fast überall unerläßlich, denn hierfür bestehen meist längere Wartezeiten.

Viel zu oft trösten sich Eltern mit dem gutgemeinten (häufig aber ohne jeden Sachverstand geäußerten) Ratschlag, die Sprachauffälligkeit ihres Kindes werde sich mit der Zeit geben – nach dem Motto: „Das verwächst sich von selbst." Dabei weiß man heute mit Sicherheit: Je früher eine Abklärung der Sprachauffälligkeiten erfolgt und ggf. mit einer Behandlung begonnen wird, desto eher kann eine langwierige Sprachstörung beim Kind vermieden werden. Eltern sollten daher den Mut haben, auch dann einen Experten aufzusuchen, wenn ihnen lediglich ihr Gefühl sagt, daß etwas mit der Sprache ihres Kindes nicht in Ordnung ist, sie dies aber im einzelnen gar nicht richtig belegen können. Lieber einen Weg zu viel für das eigene Kind gehen, als zu riskieren, daß sich eine Störung unnötigerweise verfestigt. Alle Eltern sollen wissen, daß es bereits eine ganze Reihe von Hilfsangeboten sowohl im Vorschulalter als auch im Schulalter für das sprachauffällige Kind gibt.

In letzter Zeit sind z. B. in einigen Bundesländern sog. Integrationsgruppen (Vorschulalter) und Integrationsklassen (Schulalter) entstanden, in denen sprachgestörte Kinder zusammen mit normal sprechenden Kindern optimal gefördert werden können.

M 23

Zur Finanzierung sprachtherapeutischer und beraterischer Maßnahmen

> *Inhalt:*
>
> Die Diagnostik und Therapie sprachauffälliger Kinder wird in unserem Land als Leistung des Gesundheits- oder Sozialwesens in der Regel kostenlos angeboten.
>
> Es wird dargelegt, wer die Kosten für die Beratung der Eltern und die Behandlung der sprachauffälligen Kinder übernimmt, wann eine ärztliche Verordnung durch einen Facharzt notwendig wird und welche Unterschiede zwischen freier Praxis, Klinik und öffentlicher Beratungs- bzw. Behandlungseinrichtung bestehen.
>
> *Ziel:*
>
> Den Eltern soll der Zugang zu Fachleuten und Beratungseinrichtungen auf dem Gebiet des Sprechens und der Sprache erleichtert werden.
>
> *Einsatzmöglichkeiten:*
>
> Für alle Zielgruppen gut geeignet.

Überblick über die Kostenträger

Die Diagnostik und Therapie sprachauffälliger Kinder wird in unserem Land als Leistung des Gesundheits- oder Sozialwesens angeboten. Sie ist in der Regel kostenlos. Voraussetzung dafür ist, daß das Kind in einer Krankenkasse (mit-) versichert ist.

Die Eltern sollten sich auf jeden Fall vor Beginn einer Behandlung bei ihrer Kasse über die Bedingungen der Kostenübernahme informieren; nur wenige Kassen übernehmen nicht alle Kosten (z. B. einige Privatkassen).

Lehnt die Kasse eine Kostenübernahme ab, besteht im Einzelfall immer noch die Möglichkeit, daß die Kosten von öffentlichen Trägern übernommen werden: z. B. dem Sozialamt, dem Jugendamt oder der Behindertenfürsorgestelle (nach dem Kinder- und Jugendlichenhilfegesetz, KJHG, und dem Bundessozialhilfegesetz, BSHG).

Diagnostik, Beratung, Behandlung in einer freien Praxis
(LogopädInnen, SprachheilpädagogInnen, PsychologInnen)

Soll die Diagnostik bzw. Behandlung des Kindes und die Beratung seiner Eltern in der Praxis einer niedergelassenen Logopädin, Sprachheilpädagogin oder einer Psychologin stattfinden, so trägt die Krankenkasse hierfür die Kosten. Voraussetzung dafür ist, daß für diese Maßnahmen eine ärztliche Verordnung vorliegt. Günstig ist es, wenn sich Eltern diese Verordnung durch einen Facharzt oder eine Fachklinik ausstellen lassen (Phoniater, HNO-Arzt, Kinderarzt), da in manchen Bundesländern die Verordnung durch den praktischen Arzt nicht mehr anerkannt wird. (Auch hierüber informiert die örtliche Krankenkasse.)

Diagnostik, Beratung und Behandlung in einer Klinik

Soll die Therapie des Kindes bzw. die Beratung der Eltern in einer Klinik stattfinden, so werden die Kosten im Normalfall von der Krankenkasse getragen. Die Klinik regelt in Absprache mit den Eltern die entsprechenden Formalitäten; eine Kostenübernahmebestätigung von den gesetzlichen Krankenkassen sollte aber vor Beginn dieses Klinikaufenthaltes vorliegen.

Diagnostik, Beratung und Behandlung in einer öffentlichen Einrichtung (Beratungsstelle, Sprachheilambulanz, Integrationsgruppe, Sprachheilschule)

Soll die Beratung der Eltern bzw. die Behandlung des Kindes in einer öffentlichen Einrichtung bzw. einer Beratungsstelle, z. B. einer Sprachheilambulanz oder einer Sonderkindertagesstätte stattfinden, so entstehen für die Eltern in der Regel keine Kosten. Das gilt unabhängig davon, ob es sich bei den ExpertInnen, die mit dem sprachauffälligen Kind und seinen Eltern arbeiten, um LogopädInnen, ÄrztInnen oder PsychologInnen handelt. Und das gilt auch, wenn darüber hinaus eine pädagogische Beratung (z. B. in einer Erziehungsberatungsstelle) oder eine psychologische Unterstützung erforderlich sein sollte.

Literatur

M 24 – M 28
Literaturlisten

Inhalt:

Die Materialien M 24 bis M 28 umfassen Literaturangaben, die jeweils zu einem größeren Themenschwerpunkt zusammengestellt sind:
- Allgemeine Erziehungsfragen : M 24
- Sprache, Sprachentwicklung, Sprechenlernen,
  Störungen des Sprechens und der Sprache, Sprachförderung : M 25
- Kommunikationsstörung Stottern : M 26
- Arbeit mit ausländischen Kindern und deren Eltern : M 27
- Prävention – Früherkennung und Beratung : M 28

Ziel:

Interessierte Leser sollen bei der Literatursuche unterstützt werden: Möglichkeiten zur Vertiefung der erworbenen Kenntnisse und Fähigkeiten werden durch Hinweise auf andere Veröffentlichungen aufgezeigt.

Einsatzmöglichkeiten:

Die fünf Literaturlisten können als Arbeitsmaterialien im Rahmen der Multiplikatorenarbeit und Elternberatung, aber auch in der Ausbildung sowie in der Fort- und Weiterbildung unterschiedlicher Zielgruppen eingesetzt werden.

Um die Übersichtlichkeit des Buchkonzeptes sicherzustellen, sind die Literaturlisten zu den einzelnen Bereichen am Ende dieses Buches aufgeführt (S. 116 bis 120).

Teil 3
Übungen für die Gruppenarbeit

Didaktische Bedeutung und Art der Übungen

In unseren Materialeinheiten geht es darum, Fachwissen aus dem Bereich von Logopädie, Sprachheilpädagogik, Psychologie, Medizin/Phoniatrie und Pädagogik an die Leser zu vermitteln. Dieses Wissen kann an Eltern und psychosoziale Fachkräfte, an Studierende und interessierte Laien weitergegeben werden. Dabei hängt es sehr von der Art und Weise der Lernsituation ab, ob neue Informationen tatsächlich aufgenommen werden: Das passiert in der Regel dann, wenn Lernen Spaß macht und unmittelbar an persönliche Erfahrungen der Lernenden anknüpft. Lernen führt eher zu Verhaltenskonsequenzen, wenn die Erkenntnisse nicht von einem „Lehrer" vorgegeben werden, sondern wenn sie der Lernende selbst findet, wenn er aufgrund eigener Erfahrungen und Aha-Erlebnisse zu diesen Einsichten gelangt.

Wir wollen daher im folgenden Kapitel didaktische Anregungen für ein solches Erfahrungslernen vorstellen. Wir haben eine Reihe von Übungen aufgeführt, die in der Elternarbeit und beim Multiplikatorentraining eingesetzt werden können: Sie sollen dazu beitragen, Inhalte aus einzelnen Materialien anschaulich und einprägsam erfahrbar zu machen. Die Übungen unterstützen damit in spielerischer Weise den Lernprozeß in der Gruppe.

Die 12 Übungen lassen sich vor allem folgenden Bereichen zuordnen:

Übungen 1, 2 und 3: Wie Kinder sprechen lernen
Übung 4: Zum Ablauf der Sprachentwicklung
Übungen 5 und 6: Störungen des Sprechens und der Sprache
Übungen 7 und 8: Kommunikationsstörung Stottern
Übungen 9 bis 12: Sprachförderung

Übung 1: „Gießkannenspiel"

Einsatz: Die Übung kann im Zusammenhang mit dem Informationsmaterial „Der Sprachbaum" (M 1, s. dort: Gießkanne, Abb. 1) zur Anwendung kommen.

Ziel der Übung: Die Teilnehmer sollen diejenigen Merkmale eines Gesprächsverhaltens anschaulich erleben können, die sich entweder störend oder aber fördernd auf die Kommunikation des Gegenüber auswirken.

Material: nicht erforderlich.

Vorbereitung: Zwei Freiwillige werden gebeten, für einen Moment vor der Tür zu warten. Der Übungsleiter stellt einen leeren Stuhl neben sich. Dann bittet er die

Gruppe, genau zu beobachten, wie er sich in den beiden folgenden Gesprächssituationen verhält und welche Auswirkungen sein Gesprächsverhalten beim Gegenüber hat.

a) „Vergiftetes Wasser"

Übungsdurchführung:
- Der Übungsleiter bittet einen der beiden vor der Tür wartenden Teilnehmer, neben sich Platz zu nehmen und über seinen letzten Urlaub zu berichten. Der Übungsleiter zeigt ein deutlich desinteressiertes und ablehnendes Kommunikationsverhalten (Weggucken, Kopfschütteln, Gähnen, mit den Fingern spielen, Widersprechen, Mißfallen äußern usw.); etwa 4 Minuten.
- Der Übungsleiter wertet mit dem Teilnehmer die Gesprächssituation aus: Er befragt ihn, wie er sich gefühlt habe und worum es bei diesem kurzen Gespräch gegangen sei; ca. 3 Minuten. (Häufig nimmt das Gegenüber die Störabsicht und das hemmende Gesprächsverhalten nicht bewußt wahr, obwohl sich seine Sprechaktivität und Kommunikationsfreude merklich reduziert haben.)

b) „Düngendes Wasser"

Übungsdurchführung:
- Der zweite Teilnehmer wird hereingebeten. Auch ihn fordert der Übungsleiter auf, neben sich Platz zu nehmen und vom letzten Urlaub zu berichten. Der Übungsleiter wendet sich nun mit großem Wohlwollen und Interesse seinem Gegenüber zu (Blickkontakt, Lächeln, Bestätigen, freundliches Nachfragen usw.); etwa 4 Minuten.
- Der Übungsleiter wertet mit dem Teilnehmer die Gesprächssituation aus (s. o.).

Übungsdauer für a) und b): insgesamt ca. 15 Minuten.
Auswertung zusammen für a) und b) in der Gesamtgruppe: Welche Verhaltensweisen fördern das Gespräch, welche hemmen es? Wie fühlt man sich in der Rolle des „bestraften" bzw. des „belohnten" Sprechers? Wie beeinflußt „günstiges" bzw. „ungünstiges" Gesprächsverhalten von Eltern die Sprachentwicklung ihrer Kinder?

Übung 2: „Zeitlupensprechen"

Einsatz: Die Übung läßt sich sehr gut im Zusammenhang mit den Themen „Sprechen lernen", „Artikulation" und „feinmotorische Voraussetzungen des Sprechens" (s. „Sprachbaum", M 1, Abb. 1) einsetzen. Sie eignet sich auch gut in Verbindung mit der Wissensvermittlung über „Störungen des Sprechens und der Sprache" (M 8 und M 9) und über „elterliches Verhalten bei Sprachauffälligkeiten" (M 15 bis M 17).

Ziel: Mit der Übung sollen die Teilnehmer
- für den Vorgang des eigenen Sprechens sensibilisiert werden
- und erfahren, daß Sprechablauf und Artikulation höchst komplexe Vorgänge sind, deren störungsfreie Beherrschung kleinen Kindern extrem schwer fallen muß.

Material: nicht erforderlich.
Vorbereitung: keine.

Übungsdurchführung:
a) Die Teilnehmer werden gebeten, die Wörter, die der Gruppenleiter vorspricht, nachzusprechen, und zwar in einem sehr übertriebenen Zeitlupentempo, sie so langsam und deutlich wie möglich auszuformen und dabei sich ganz zu konzentrieren
 - auf die *Bewegungen* des Mundes (Zunge, Lippen und Kiefer) einschließlich der Muskeln im Wangen- und Kieferbereich,
 - auf die *Kraft*, die zum Bilden und zum Aushalten der Laute eingesetzt werden muß, aber auch auf den plötzlichen Spannungsabfall bei der Beendigung einer Artikulationsstellung,
 - auf den *Wechsel von Druck und Loslassen*, von Spannung und Entspannung innerhalb eines Wortes.
b) Der Gruppenleiter spricht sehr übertrieben und verzögert das erste Wort der folgenden Liste vor, die Teilnehmer sprechen das Wort alle gemeinsam nach. Sie sollten dies tun, indem sie leise vor sich hin reden und das Wort ruhig mehrmals wiederholen.
Wortliste: Krautsalat – Blasmusik – Henkeltopf – Marzipan.
c) Der Gruppenleiter instruiert noch einmal, daß es auf das genaue *Spüren* des Bewegungsablaufes ankommt, auf das taktile Empfinden beim Sprechen (z.B. Berührungsreize von Zunge und Lippen). Er erinnert an das Zeitlupentempo, das den ansonsten automatisierten Sprechvorgang ins Bewußtsein hebt, und demonstriert dies (mit der Aufforderung zum Nachsprechen) bei den folgenden Wörtern: Vogelhochzeit – Krokodilstränen – Anschnallpflicht – Zungenbrecher.

Übungsdauer: ca. 10 Minuten.

Auswertung: Welche Empfindungen gab es beim Sprechablauf? Wie werden die einzelnen Buchstaben gebildet? Was berührt sich wo beim Sprechen? Was sind „schwere", was sind „leichte" Laute?

Übung 3: „Bauchredner"

Einsatz: Die Übung ist im Zusammenhang mit dem Thema „Wie funktioniert unser Sprechen?" einsetzbar und damit für sehr verschiedenartige Lehr- und Lernsituationen gut geeignet. Wegen ihres sehr lustigen Charakters kann sie auch als Einstiegsübung für den gesamten Themenbereich genutzt werden.

Ziel: Mit der Übung soll eine Sensibilisierung für den eigenen Sprechvorgang gefördert werden. Im Vordergrund soll vor allem die Freude am spielerischen Erproben und Wahrnehmen der eigenen Sprachproduktion stehen.

Material: nicht erforderlich; aber, sofern vorhanden, können Handpuppen und Halstücher eingesetzt werden.

Vorbereitung: keine.

Übungsdurchführung:
a) Der/die ÜbungsleiterIn kündigt (in geheimnisvoller Weise) den Auftritt von Bauchrednern an, die gleich erscheinen würden. Er/sie erläutert, daß Bauchredner häufig Rollkragenpullover tragen oder Halstücher, durch die die Bewegungen, die

beim Sprechen automatisch im Halsbereich auftreten, kaschiert werden können (ÜbungsleiterIn demonstriert es). Und er/sie führt die Ablenkung vor, die durch das Spielen und Bewegen der Handpuppe erzielt wird (Aufmerksamkeit der ZuschauerInnen wird weg vom Mund des Bauchredners hin zur Handpuppe gelenkt).

b) „Hier sind ja unsere ersten Bauchredner!" Der/die GruppenleiterIn bittet zwei, drei TeilnehmerInnen aus der Gruppe (wenn vorhanden mit Halstuch oder Rollkragen) nach vorne und weist sie in die Technik des Bauchredens ein:
- Bluse, Hemd bzw. Pullover bis zum Kinn hochziehen; ggf. die als Requisiten mitgebrachten Halstücher umbinden lassen (bis hoch zum Kinn, so daß der Hals vollständig verdeckt ist);
- Kopf leicht nach unten beugen (neckische Schräglage), so daß die ZuschaueInnen nicht so leicht in den Mund der Bauchredner blicken und die Zungenbewegungen erkennen können;
- breites Dauerlächeln „aufsetzen", Ober- und Unterkiefer kaum auseinandernehmen (Zähne nur wenig öffnen);
- einzelne Wörter, die keine Lippenlaute enthalten (z.B.: „ein Riese", „hallo, Kurt", „guten Tag, Anne"), deutlich artikuliert nachsprechen lassen (ÜbungsleiterIn ist immer ein gutes Modell für die „Bauchredner").
- Der/die ÜbungsleiterIn zeigt dann, wie noch unbemerkt ablaufende Lippenbewegungen identifiziert und ausgeschaltet werden können: den Zeigefinger ganz zart waagrecht an den Zwischenraum legen, der von Ober- und Unterlippe gebildet wird.

c) Anschließend werden Zweiergruppen gebildet, die sich gegenseitig beim Erlernen des Bauchredens unterstützen sollen (Rückmeldung geben, korrigieren). Der/die GruppenleiterIn spricht als Modell die folgenden Wortgruppen vor, die in den Zweiergruppen mehrmals nachgesprochen/geübt werden sollen:
- riesengroße Rindsroulade,
- trauter Zahnarzttango,
- gräßlich schreit der dunkle Drache,
- zarte Glocken klingen,
- lila Leute singen heute.

d) Es werden noch einmal zwei TeilnehmerInnen nach vorne gebeten, die das Bauchreden besonders gut beherrschen. Sie dürfen ihre Fähigkeiten vorführen. Dann gibt der/die ÜbungsleiterIn ihnen abschließend zwei (nicht lösbare!) Aufgaben: Das Nachsprechen folgender beliebter Kindersätze:
- Voluminöse Vampire fangen wilde Mäuse;
- Mama pupst und Papa popelt.

Übungsdauer: 10 bis 15 Minuten

Auswertung: Welche Gefühle und Empfindungen traten bei der Übung auf? Welche Erkenntnisse können über Vorgang und Ablauf des Sprechens gewonnen werden? Lassen sich Schlußfolgerungen aus der Übungserfahrung bezüglich kindlicher Sprechfreude ziehen? Welcher Bezug läßt sich zu kindlichen Sprachstörungen herstellen?

Übung 4: „Wie alt ist das Kind?"

Einsatz: Die Übung kann im Zusammenhang mit der Thematik: „Zum Ablauf der Sprachentwicklung" zum Einsatz kommen (M 3 bis M 5). Übung für „Fortgeschrittene".

Ziel der Übung ist es, kindliche Äußerungen nach ihrem Alter richtig einschätzen zu können und ein Gefühl für „altersgemäßes" Sprechen zu entwickeln.

Material: Möglichst großes (DIN A4) Bilderbuch mit detailreichen Situationsbildern.

Vorbereitung: Die drei expressiven Bereiche der Sprache, Wortschatz, Grammatik und Aussprache müssen mit der Gruppe eingehend besprochen werden, bevor diese Übung zum Einsatz kommt. (Ggf. wird Bezug auf den „Sprachbaum" mit seinen drei Kronenbereichen genommen.) Das Bilderbuch wird in die Mitte gelegt.

Übungsdurchführung:
– Die Gruppe sitzt um das aufgeschlagene Buch herum. Jeder Teilnehmer soll sich ein ihm bekanntes Kind vorstellen.
– Ein Teilnehmer beginnt: Er macht eine Äußerung, die von dem Kind stammen könnte, das er sich gerade vorstellt. Die Äußerung kann sich dabei an dem Bildinhalt orientieren. (Das Buch dient als Anregung.)
– Die anderen Teilnehmer der Gruppe schätzen, wie alt das Kind sein könnte. Es sollten mehrere Schätzungen aus der Gruppe erfolgen.
– Der Teilnehmer gibt das Alter „seines" Kindes bekannt. Die Äußerung und die Schätzungen werden besprochen.
– Nun sind – nacheinander – die anderen Teilnehmer dran.

Übungsdauer: 10 bis 20 Minuten (abhängig von Gruppengröße).

Auswertung: Welche Altersstufe war für die Teilnehmer leicht/schwer sprachlich darzustellen bzw. zu schätzen? Bei welcher Altersstufe gab es unterschiedliche Meinungen und warum?

Übung 5: „Hochgeschwindigkeitssprechen"

Einsatz: Die Übung kann im Zusammenhang mit dem Thema „Störungen des Sprechens und der Sprache" (M 8 bis M 10) eingesetzt werden.

Ziel: Mit der Übung sollen die TeilnehmerInnen unmittelbar erfahren, daß Sprechablauf und Artikulation höchst komplexe Vorgänge sind, die auch von Erwachsenen (trotz bestem Bemühen und Konzentration) oft nicht störungsfrei beherrscht werden. Die Teilnehmer sollen falsche Erwartungshaltungen, daß sich Kinder nur gehörig anstrengen müßten, um richtig zu sprechen, erkennen und sich davon distanzieren können.

Material: nicht erforderlich.

Vorbereitung: keine.

Übungsdurchführung:
a) Die Teilnehmer werden gebeten, die Geschwindigkeit ihres Sprechtempos beim Nachsprechen der folgenden Sätze extrem zu beschleunigen. Sie sollen so schnell reden, wie sie nur können.
b) Der Gruppenleiter liest den ersten Zungenbrecher vor, die Teilnehmer sprechen ihn alle gemeinsam, jeder mehrmals, so schnell wie möglich nach. Dann folgen die anderen Zungenbrecher:
  – Die Katze tritt die Treppe krumm.
  – Brautkleid bleibt Brautkleid und Blaukraut bleibt Blaukraut.
  – Fischers Fritze fischt frische Fische, frische Fische fischt Fischers Fritze.
c) Die Zungenbrecher sollen nun im Wechsel zuerst extrem langsam und dann anschließend extrem schnell gesprochen werden, beides bei überdeutlicher, sehr bewegter Mundmotorik. Pro Zungenbrecher soll dies mehrmals erfolgen.
d) Der Gruppenleiter ruft ggf. einzelne Teilnehmer auf und bittet sie, einen Zungenbrecher alleine – unter Umständen vor der Gruppe stehend – aufzusagen. Nervosität und Leistungsdruck werden sichtbar und hörbar werden (Zunahme des Verhaspelns, Nacherleben der kindlichen Ängste).

Übungsdauer: ca. 10 Minuten.

Auswertung: Gelingt es, Sprechablauf und Artikulation bewußt zu steuern? Wann macht sich das Sprechen „selbständig"? Welche Gefühle traten bei der Übung auf? Wie mag es einem dreijährigen Kind gehen, das sprechen will, dessen Fähigkeit zum Sprechen aber noch nicht voll entwickelt ist?

Übung 6: „Die Bieftäger tommt"

Einsatz: Die Übung ist im Zusammenhang mit der Vermittlung des Themas „Sprachstörungen" gut einsetzbar. Sie regt zur Auseinandersetzung mit den häufig auftretenden kindlichen Auffälligkeiten im Bereich der Artikulation, des Wortschatzes und der Grammatik an.

Ziel 1: Mit Hilfe der Übung sollen Eltern, psychosoziale Helfer und Mediziner lernen, welche Regelhaftigkeiten kindlichen Sprachstörungen zugrunde liegen. Damit soll der Blick für die eigenen (bzw. die zu betreuenden) sprachauffälligen Kinder geschult werden.

Material:
– vier Bilder bzw. Bildkärtchen, wofür die Bildvorlagen aus der Materialeinheit M 10 gut geeignet sind;
– für jede(n) Teilnehmer(in) ein Blatt mit Tab. 3 („Dyslalie, Dysgrammatismus, Sprachentwicklungsstörung") aus M 10.

Vorbereitung: keine

Übungsdurchführung:
a) Der/die Übungsleiter(in) hängt alle vier Bildvorlagen untereinander auf.
b) Die Teilnehmer(innen) setzen sich zu Zweiergruppen zusammen. Zu zweit sollen Kinderäußerungen erarbeitet werden, die als „sprachauffällig" zu bezeichnen sind. Dabei ist nach den drei folgenden Aufgabenschritten vorzugehen:

- zum ersten Bild einen passenden Satz notieren, bei dem immer *derselbe Laut* durch einen anderen ersetzt wird;
- anschließend zum zweiten Bild einen passenden anderen Satz notieren, bei dem *mehrere Laute* (immer wieder dieselben) *weggelassen* werden;
- anschließend zum dritten Bild einen passenden Satz notieren, bei dem *ein Laut durch einen anderen ersetzt* wird, *ein Laut weggelassen* und zusätzlich *ein grammatikalischer Fehler* eingebaut wird.

c) Jeweils zwei Zweiergruppen setzen sich nun zu Vierergruppen zusammen, stellen ihre erarbeiteten Sätze vor und besprechen sie.

d) Der/die Gruppenleiter(in) verteilt nun Tab. 3 („Dyslalie, Dysgrammatismus, Sprachentwicklungsstörung") aus M 10, in der die Merkmale für diese Störungsbilder erläutert und jeweils Beispielsätze aufgeführt sind. In den Kleingruppen sollen die selbsterarbeiteten Sätze mit denen aus M 10 verglichen werden. Gegebenenfalls sind Korrekturen bei den selbsterarbeiteten Sätzen vorzunehmen.

Übungsdauer: ca. 25 Minuten.

Auswertung: Wie ist es den Teilnehmer(innen) gelungen, sich in die gestörte Kindersprache einzudenken? Konnten die Merkmale, die Regelhaftigkeit der jeweiligen Störung begriffen werden? Welche Schlußfolgerungen bzw. Erkenntnisse lassen sich aus der Übungserfahrung ziehen, die den eigenen Kindern bzw. den Kindern aus dem beruflichen Arbeitszusammenhang zugute kommen können?

Variante zur Übungsdurchführung: Die Arbeitsschritte der Übung 6 können auch in Einzelarbeit durchgeführt werden: Sie lassen sich sowohl in einer Beratungssitzung bearbeiten als auch als Hausaufgabe im Selbsttraining.

Übung 7: „Mit Absicht stottern"

Einsatz: Die Übung ist im Zusammenhang mit dem Thema „Stottern" zu verwenden (M 11 und M 19).

Ziel: Die Teilnehmer sollen den Ablauf des Stotterns und die dabei entstehenden Spannungszustände körperlich spüren und begleitende Gefühle und Gedanken kennenlernen.

Material: nicht erforderlich.

Vorbereitung: Den Teilnehmern werden drei Arten des Stotterns vorgemacht: das Wiederholen, das Dehnen und das Blockieren. Der Gruppenleiter demonstriert dabei den starken Krafteinsatz, der mit dem stotternden Sprechen einhergehen kann und sich dann z. B. als Anspannung im Gesichtsbereich, im Hals und Bauch oder in der Körperhaltung ausdrückt.

Übungsdurchführung:
- Die Teilnehmer setzen sich in Zweiergruppen zueinander. A erzählt etwa 3 Minuten lang *stotternd* über sein Hobby. B hört zu und stellt gelegentlich eine weiterführende Frage.
- Der Übungsleiter unterbricht und bittet, einen Rollentausch vorzunehmen: Nun erzählt B, auch etwa 3 Minuten, über sein Hobby und stottert dabei, A hört zu, auch er stellt gelegentlich eine Zwischenfrage.

- Anschließend sollen A und B ihre Erfahrungen aus der Übung besprechen (ca. 4 Minuten). Dabei sind folgende Fragen zu beantworten: Wie „funktioniert" Stottern, wie wird es „produziert"? Wo, an welcher Stelle des Körpers genau und womit wurde gestottert? Wie ging es den Teilnehmern in der Rolle des Stotternden, wie in der Rolle des normal sprechenden Zuhörers? Welche Gefühle und Gedanken hat das Stottern (in beiden Rollen) ausgelöst, welche Körperempfindungen konnten (in beiden Rollen) wahrgenommen werden?
- Der Gruppenleiter bittet die Teilnehmer, sich zu neuen Zweiergruppen zusammenzusetzen.
- Zuerst bringt der eine Teilnehmer (A) seinem Gegenüber (B) „sein eigenes Stottern" bei, d. h.: B soll von A diejenige Art des Stotterns lernen, die A in der vorausgegangenen Gesprächssituation angewendet hat (ca. 3 Minuten).
- Danach bittet der Gruppenleiter um Rollentausch: Nun lehrt B sein Stottern, so daß es A richtig ausführen kann (ca. 3 Minuten).
- Anschließend bittet der Gruppenleiter die Zweiergruppen ihre Erfahrungen auszuwerten (ca. 4 Minuten). Dabei sind wieder die Auswertungsfragen aus dem ersten Zweiergespräch zu berücksichtigen.

Übungsdauer: ca. 30 Minuten.

Auswertung: Welche Arten des Stotterns sind in der Gruppe gewählt worden? War es schwierig, „seine" Art des Stotterns zu finden? Ist die Störung der Kommunikation nur auf seiten des Stotternden oder auch auf seiten des Gesprächspartners eingetreten? Welche der Erfahrungen, die in der Übung aufgetaucht sind, machen stotternde Kinder?

Variante zur Übungsdurchführung: Nach der Durchführung der Übungsaufgabe in den ersten Zweiergruppen und der anschließenden Zweierauswertung bittet der Gruppenleiter alle Teilnehmer in den Kreis: Nacheinander werden einzelne (bei entsprechend kleiner Gruppe alle) Teilnehmer gebeten, ihre Art des Stotterns im Plenum zu demonstrieren. Die Teilnehmer spüren dabei etwas von der Sprechangst, den Scham- und Peinlichkeitsgefühlen und dem selbstunsicheren Auftreten, wie es auch für Stotternde typisch ist. Aber auch Ungedulds- oder Mitleidsreaktionen bei den Zuhörern zeigen sich (so wie z. B. bei Eltern stotternder Kinder) und sind damit der Auswertung und Gruppendiskussion zugänglich.

Übung 8: „Brotumtausch"

Einsatz: Die Übung ist im Zusammenhang mit dem Thema „Stottern" zu verwenden (M 11 und M 19).

Ziel: wie Übung 7.
Zusätzlich: Die Teilnehmer sollen die Erfahrung machen, plötzlich einem Stotterer gegenüberzustehen. Die Problematik, aber auch der Gewinn des Stotterns soll erkennbar werden.

Material: nicht erforderlich.

Vorbereitung: Der Gruppenleiter bittet vier Teilnehmer als Spieler vor die Tür: einen Bäcker und drei Kunden. Einen der Kunden instruiert er, ohne daß es die Gruppe und die Mitspieler erfahren, sich als Stotterer im Spiel zu verhalten.

Übungsdurchführung:
- Ein Kunde kommt in den Bäckerladen und versucht das verschimmelte Brot umzutauschen, das er zuvor dort gekauft hat. Das Rollenspiel ist abgeschlossen, wenn sich Bäcker und Kunde geeinigt haben.
- Es folgt nun, mit gleicher Aufgabenstellung, die Spieldurchführung für den zweiten Kunden.
- Der dritte Kunde folgt: Er stottert heftig bei dieser Interaktion.

Übungsdauer: ca. 15 Minuten.

Auswertung: Die Erfahrungen der Rollenspieler und die Beobachtungen der Gruppe werden gesammelt und miteinander verglichen. Waren die nichtstotternden Kunden erfolgreicher als der Stotterer? Wie hat der Bäcker jeweils reagiert? Wie haben sich die Zuschauer jeweils gefühlt? Was bewirkt das Stottern beim Gesprächspartner?

Variante zur Spieldurchführung:
Alle Teilnehmer nehmen jeweils einmal die Rolle des Bäckers und die eines stotternden Kunden ein.

Übung 9: „So nicht!"

Einsatz: Die Übung läßt sich gut im Rahmen der verschiedenen Themenbereiche zur „Sprachförderung" einsetzen (M 15 bis M 19).

Ziel: Die Übung soll verdeutlichen, welche Verhaltensweisen einer Person sich kommunikationsfördernd und welche sich hemmend auf das Gesprächsverhalten eines Gegenübers auswirken.

Material: Arbeitsbogen „Beispiele für hemmendes und förderndes Kommunikationsverhalten" (s. unten; Verteilung erst nach Übungsdurchführung).

Vorbereitung: Ein Teilnehmer wird gebeten, sich zu dem Gruppenleiter zu setzen. Die anderen Teilnehmer werden aufgefordert, das folgende Gespräch genau zu beobachten.

Übungsdurchführung:
- Der Gruppenleiter bittet den Teilnehmer, über ein angenehmes Thema zu berichten, z. B. den letzten Urlaub oder ein Freizeitvergnügen oder Tiere im Zoo.
- Der Gruppenleiter bringt das Gespräch mit viel Zuwendung und Aufmunterung in Gang und fördert den Gesprächsablauf seines Gegenübers mit positiven Signalen (s. unten: „förderndes Kommunikationsverhalten").
- Sobald das Gespräch in Gang gekommen ist, zeigt der Gruppenleiter kommunikationshemmende Reaktionsweisen, er wirkt unbeteiligt bzw. desinteressiert, schüttelt den Kopf, wendet sich ab und ähnliches (s. unten: „hemmendes Kommunikationsverhalten"). Sofern der Gesprächspartner irritiert ist und aufhört zu erzählen, wird er gebeten, ruhig noch ein wenig weiterzusprechen. Nach ca. 3 bis 5 Minuten beendet der Gruppenleiter die Gesprächssituation.
- Der Gruppenleiter fragt den Teilnehmer, wie er sich im Gespräch gefühlt und was er zusätzlich noch wahrgenommen habe. Ohne die Art seines Kommunikationsverhaltens zu verraten, lenkt der Gruppenleiter die Auswertung auf die Interaktion:

"Und was habe ich gemacht?" Diese indirekte Vorgehensweise ist wichtig: Denn häufig werden die Auswirkungen der fördernden und hemmenden Reaktionsweisen für die Beobachter zwar eklatant deutlich, der Betroffene selber kann auch seine sich wandelnden Gefühle innerhalb der Gesprächssituation beschreiben (manchmal auch sein sich änderndes Gesprächsverhalten), es gelingt ihm aber oft nicht – zum Erstaunen der beobachtenden Gruppe –, das Verhalten des Gegenübers (wenn es nicht zu plump übertrieben wurde) im nachhinein differenziert zu beschreiben: Vielfach bestehen große Schwierigkeiten, den Zusammenhang, „Mein Verhalten ist die Auswirkung des Verhaltens meines Gegenübers", herzustellen.

Übungsdauer: ca. 10 Minuten.

Auswertung:
– Jetzt erst werden Beobachtungen und Eindrücke der Gruppe eingeholt.
– Welche Verhaltensweisen förderten das Gespräch, welche hemmten es? Welche alltäglichen Gesprächssituationen kennen die Teilnehmer, in denen auch eine „heimliche" oder „unbemerkte" Steuerung stattfindet?
– Abschließend erfolgt eine Verteilung und Besprechung des Arbeitsbogens „Beispiele für hemmendes und förderndes Kommunikationsverhalten". Der Gruppenleiter lenkt dabei immer wieder die Aufmerksamkeit der Teilnehmer auf ihr eigenes Kommunikationsverhalten: „Welche der aufgeführten Beispiele kennen Sie von sich selber?" Er achtet darauf, daß sich in der Gruppe keine Vorwurfshaltung gegenüber solchen Teilnehmern breitmacht, die hemmendes Kommunikationsverhalten eingestehen.

Beispiele für förderndes und hemmendes Kommunikationsverhalten

a) *Förderndes Kommunikationsverhalten:* z. B.
   – Blickkontakt herstellen/halten,
   – interessiert nachfragen,
   – über Geäußertes Freude und Anerkennung zeigen,
   – wohlwollend über Schwächen und Fehler hinwegsehen,
   – anerkennend Körperkontakt herstellen (streicheln, Schulter klopfen),
   – zunicken,
   – anlächeln, freundliche Mimik,
   – aufmerksam zuhören,
   – zustimmen,
   – bestätigen,
   – freundlicher Umgangston.

b) *Hemmendes Kommunikationsverhalten:* z. B.
   – unfreundlich dreinblicken,
   – unfreundlich im Ton sein (z. B. laut, hektisch, drängend),
   – unterbrechen, Gespräch abwürgen,
   – Desinteresse zeigen, unaufmerksam sein (z. B. gähnen, sich mit anderen Dingen beschäftigen),
   – Gegenposition äußern,
   – auf Fehler und Schwächen hinweisen,
   – bewerten,
   – sich abwenden,
   – ungeduldig und kurzangebunden reagieren,
   – kritisieren,
   – unruhig und nervös sein (hin und her rutschen, an den Fingern spielen),
   – drohen,
   – Vorwürfe machen, anklagen.

Übung 10: „Noch einmal mit eigenen Worten" (Reformulieren)

Einsatz: Als Übung im Rahmen der Thematik „Sprachförderung" zu verwenden und im Zusammenhang mit der Diskussion, wie eine positive Gesprächshaltung im Umgang mit sprachauffälligen Kindern konkret aussehen kann (M 1, M 15 bis M 19).

Ziel: Die Übung soll Erfahrungen vermitteln, wie schwierig es ist, sich intensiv auf die Äußerungen des Gegenübers einzulassen, wirklich gut zuzuhören und Verständnis für das Gesagte zu signalisieren.
Außerdem dient die Übung zur Vorbereitung auf die „verbesserte Wiederholung" (s. nächste Übung).

Material: nicht erforderlich.

Vorbereitung: Die Teilnehmer bilden Vierergruppen: zwei Gesprächspartner und zwei Beobachter. Die Gesprächspartner wählen ein Thema, das sich kontrovers diskutieren läßt: z. B. Rauchen – pro und kontra, Urlaub am Meer kontra Urlaub in den Bergen, Stadt- kontra Landleben.

Übungsdurchführung: Abwechselnd äußern die beiden Gesprächspartner ihre Meinung. Bedingung ist, daß jeder, bevor er seine Meinung sagt, die vorangegangene Äußerung seines Gegenübers in eigenen Worten wiederholt: Er soll dabei das, was er verstanden hat, so genau wie möglich „versprachlichen". Erst wenn er die Bestätigung vom Gegenüber erhalten hat (durch Kopfnicken oder „Ja"), daß seine Wiederholung inhaltlich korrekt war, darf er mit seiner eigenen Meinungsäußerung fortfahren. Die beiden Beobachter müssen auf die Einhaltung der Regeln achten. Nach ca. 5 Minuten wechseln die Teilnehmer die Rollen: Die Beobachter werden zu Gesprächspartnern und umgekehrt. Kurze Auswertung in den Vierergruppen.

Übungsdauer: ca. 15 Minuten.

Auswertung in der Gesamtgruppe: Was war schwer an der Aufgabenstellung? Wie gelang das Zuhören? Wie wurde das Gespräch durch die Regeln beeinflußt? Welche Erfahrungen konnten durch das Reformulieren gemacht werden?

Übungsvariante: Im Anschluß an den oben beschriebenen Übungsablauf kann (zur Vertiefung der Lernerfahrungen) eine zweite Übung durchgeführt werden: In Zweiergruppen ist der eine der Erzählende, sein Gegenüber ist der Reformulierer. Nach jeweils zwei, drei Sätzen des Erzählenden (Themen: z. B. Fahrradfahren, Haustiere, Hobby, Reisen) gibt sein Gegenüber das gerade Gehörte in eigenen Worten wieder. Der Erzähler berichtet dann weiter. Nach ca. 5 Minuten findet ein Rollentausch statt. Anschließend werten die beiden Gesprächspartner ihre Erfahrungen aus. Übungsdauer: ca. 15 Minuten.

Übung 11: „Die verbesserte Wiederholung I"

Einsatz: Als zentrale Übung zur Unterstützung der Wissensvermittlung über die Methode der „verbesserten Wiederholung" geeignet (einer der wichtigsten Ansätze zur Sprachförderung; M 16).

Ziel: Anhand dieser Übung sollen die Teilnehmer erste Erfahrungen mit der Technik der verbesserten Wiederholung machen können.

Material: Liste der Beispielsätze sprachauffälliger Kinderäußerungen (siehe unten).

Vorbereitung: Gruppenleiter(in) demonstriert anhand mehrerer Beispielsätze von auffälligen Kinderäußerungen die Technik der verbesserten Wiederholung (M 16). Anschließend wird an die im Kreis sitzenden Teilnehmer jeweils ein vorbereitetes Zettelchen/Kärtchen mit einer Kinderäußerung verteilt (aus der Beispielliste, siehe unten). Die Kärtchen sollen dem Nachbar nicht gezeigt werden. Jeder Teilnehmer muß seiner Äußerung im stillen einen Sinn geben, muß wissen, was sie bedeuten soll.

Übungsdurchführung: Ein Teilnehmer beginnt: Er liest (in der Rolle eines Kindes) seine Äußerung dem rechten Nachbarn vor. Dieser soll darauf reagieren im Sinne der verbesserten Wiederholung (z. B. in der Rolle des Vaters oder einer Erzieherin). Anschließend macht dieser Nachbar in der Rolle des Kindes weiter. Gruppenleiter(in) achtet auf zweierlei: Die Runde geht erst weiter, wenn das Kind sich verstanden fühlt. Nach den einzelnen Antwortsätzen (verbesserte Wiederholung) soll nicht diskutiert werden (die Runde ist erst abzuschließen).

Übungsdauer: ca. ½ Minute pro Teilnehmer.

Auswertung: Wie sind die einzelnen Teilnehmer in der Eltern- bzw. Erzieherrolle mit der Kinderäußerung umgegangen? Haben sie bei einer „Kommunikationsstörung", d. h., wenn sie eine Äußerung nicht verstanden haben, die Situation klären können? Wie haben sie das getan? Wie geht es dem Kind, das sich nicht verstanden fühlt?

Beispielsätze: Kinderäußerungen

- (Zeigt auf Flasche): Happa!
- Heia machen.
- Wo ata gehn?
- Essen bringen Mamma.
- Hotte hü da.
- Totodil dos.
- Auch mache!
- Is nist!
- Trinken wollen.
- Da Auto put.
- Bume hiecht dut.
- Miti weg, auf Tate laufen.
- Toffeln etten, viele!
- Daubot haben!
- Wo issn mei Dudel?
- Gego kank is.
- Watta Himmel tommt.
- Tatte hinefalln.
- Telefon hat mit Papi redet.
- Meine Milch Haut hat.
- Hatu mei Hote seht?
- Guck ma, Himmelboot tommt.
- Das Junge von mein Haus.
- Is will noch mehr Saft.
- Mantel putegangt, Mami fettmache.
- Schuh zumacht Anni, aufgegangt.
- Wenn mit Hund pielen, laufen weg immer.
- (Kind sitzt im Auto): Mach Hin-und-Her an, Papa!
- Hase doße Tähne hat, beiten Finger ab.
- Rute, Weitermann haut mit.
- Ich dei Ball hab, dün, dot und bau.
- Amaua put, nich tick tick.

Übung 12: „Die verbesserte Wiederholung II"

Einsatz: Die Übung unterstützt in zentraler Weise die Wissensvermittlung über die Methode der „verbesserten Wiederholung" (eine der wichtigsten Ansätze zur Sprachförderung; M 16). Sie kann auch unabhängig von Übung 11 durchgeführt werden.

Ziel: Anhand dieser Übung sollen die Teilnehmer mit der Technik der verbesserten Wiederholung vertraut gemacht werden und diese Art des förderlichen Umgangs mit Sprachauffälligkeiten trainieren können.

Material:
- Beispielsätze mit Beispielantworten (s. unten),
- Spielzeug (Handpuppen, Tiere) und Bilderbücher oder große Bildtafeln.

Vorbereitung: Gruppenleiter/-in demonstriert mehrmals die Methode der verbesserten Wiederholung: Er/sie gibt dazu anhand einiger Kinderäußerungen zuerst falsche, dann richtige Beispiele für eine verbesserte Wiederholung und erläutert sie. Anschließend werden die Teilnehmer aufgefordert, sich mit Spiel- und Bildmaterial zu versorgen und sich in Zweiergruppen zusammenzusetzen.

Übungsdurchführung:
- Jeder Teilnehmer erhält den Bogen „Verbesserte Wiederholung: Beispielsätze – Beispielantworten". Zu zweit sollen die Teilnehmer den Bogen durchgehen und dabei im einzelnen besprechen, was das Prinzip der verbesserten Wiederholung ist (insgesamt ca. 6 Minuten).
- Nun geht es um die aktive Anwendung der Methode der verbesserten Wiederholung: Eine/r der beiden spielt ein sprachauffälliges Kind, das anhand der Bildvorlagen vor sich hinspricht und die Dinge, die es darauf erkennt, beschreibt. Das Kind soll dabei mit „Fehlern" sprechen, während die zweite Person, in der Rolle eines Elternteils (Erziehers), dabei konsequent die verbesserte Wiederholung anwendet. Nach ca. 4 Minuten erfolgt ein Rollentausch.
- Nach weiteren 4 Minuten werten die Teilnehmer ihre Erfahrungen in den Zweiergruppen aus (für ca. 5 Minuten).
- Anschließend werden neue Zweiergruppen gebildet. Nun geht es darum, gemeinsam mit Tieren oder Puppen zu spielen, wobei wieder die gleiche Aufgabenstellung wie in der vorausgegangenen Übungseinheit gilt. Das freie Spiel erlaubt nun eine bessere Beziehungsaufnahme durch Körpersprache und Blickkontakt, da hier die Aufmerksamkeit nicht durch das Bildmaterial gebunden wird.
- Nach ca. 4 Minuten erfolgt wieder ein Rollentausch.
- Nach weiteren 4 Minuten erfolgt eine Auswertung in den Zweiergruppen (für ca. 5 Minuten).

Übungsdauer: ca. 35 Minuten.

Auswertung: Gelang es, die Äußerungen des Kindes in der verbesserten Sprachform widerzuspiegeln? Was war schwer dabei? Hat sich ein störendes Gesprächsverhalten bei den „Eltern" eingeschlichen und, wenn ja, welches? Wie hat sich das Kind bei der Übung gefühlt? Wie ging es dem Kind, wenn es sich nicht verstanden gefühlt hat?

Beispielsätze – Beispielantworten:

Kinderäußerung:	Reaktion des Erwachsenen:
– Ball weg.	– Du suchst den Ball?
	– Der Ball ist weg.
– Puppe heia.	– Ja, die Puppe schläft!
	– Deine Puppe schläft?
	– Du hast die Puppe schlafen gelegt?/!
– Wauwau adda.	– Der Hund geht spazieren?/!
	– (Ja) Da läuft ein Hund!/?
– Perd pingt.	– Das Pferd springt?
	– Wo springt ein Pferd?
– Au no Tuchen habe.	– Du möchtest noch (ein Stück) Kuchen haben.
	– Du willst noch mehr Kuchen?
– Appe haben (zeigt auf Birne).	– Möchtest du die Birne?
	– Du willst die Birne haben?
– Odereier wo?	– Wo sind die Ostereier?
	– Du suchst die Ostereier?
– Badder droß sein.	– (Ja) Der Bagger ist groß?/!
	– Du möchtest so groß wie der Bagger sein?
– Bibi wein.	– Oh ja, das Baby weint.
	– Das Baby weint, es hat sich weh getan.
– A – a.	– Ja, da liegt ein Stück Hundekacke.
	– Mußt du auf die Toilette?
– Da Sonne (zeigt auf den Mond)	– (Ja) Da scheint der Mond.
	– Du siehst den Mond?
– Tan i ma dehn?	– Du willst auch gucken?
	– Was willst du sehen?
– Appamut dut meckt.	– Das Apfelmus hat gut geschmeckt?
	– Ja, lecker! Das Apfelmus schmeckt gut.
– La mi do lo!	– Ich soll dich loslassen?
– La do ni do!	– Ich soll nicht so lachen?

Teil 4

Erfahrungen mit einer präventiven Neuorientierung

Im letzten Teil des Buches wird zusammenfassend über unsere bisherige Arbeit in der Weitervermittlung von Kenntnissen und Fähigkeiten berichtet, die wir zu den Bereichen „Vorbeugung" und „Früherkennung und Frühberatung bei Störungen des Sprechens und der Sprache" durchgeführt haben. Dabei wird auch auf ausländische Kinder Bezug genommen, die in ihrer zweisprachigen Lebenssituation Sprachauffälligkeiten zeigen. Den Ausklang bilden persönliche Stellungnahmen zur geleisteten Arbeit und zu den gewonnenen Erfahrungen sowie abschließende Schlußbetrachtungen.

Elternabende, Veranstaltungen, Vorträge

Seitdem wir uns als „Arbeitsgruppe Prävention" zusammengefunden haben, um in Berlin (ehemals West) eine Intensivierung der Früherkennung und Frühberatung bei Störungen des Sprechens und der Sprache voranzutreiben, haben wir – in den ersten drei Jahren – zu den Themen unseres Arbeitsgebietes eine ganze Reihe an Einzelveranstaltungen durchgeführt:

- Elternabende in Kindertagesstätten (für Eltern von Kindern unterschiedlicher Altersstufen: Krippenkinder, Kleinkinder und Vorschulkinder),
- berufsspezifische Informationsveranstaltungen (z. B. für ErzieherInnen, KinderärztInnen oder LehrerInnen),
- berufsgruppenübergreifende Veranstaltungen (z. B. für alle Mitarbeiter in einer Abteilung des Gesundheitsamtes eines Bezirkes: Ärzte und Ärztinnen, ArzthelferInnen, SozialarbeiterInnen, PsychologInnen, BeschäftigungstherapeutInnen, KrankengymnastInnen),
- Fortbildung auf Teamsitzungen oder Dienstbesprechungen in öffentlichen Institutionen bzw. Einrichtungen freier Träger,
- Vorträge bzw. Seminare in der Hochschule und auf Tagungen (für psychosoziale Fachkräfte und Fachvertreter der Logopädie, Sprachheilpädagogik und Phoniatrie).

Mit diesen Veranstaltungen konnten insgesamt fast 500 Interessenten erreicht werden.

Die allererste unserer Veranstaltungen fand in einer Integrations-Kindertagesstätte in Berlin-Reinickendorf statt; Wendlandt (1991, S. 16; M 28) hat hierüber an anderer Stelle berichtet:

„Zirka 20 Eltern aus mehreren Kindergruppen saßen angespannt hinter Tischen, die zu einer raumgreifenden Barriere den Wänden entlang aufgereiht waren, stopften sich Gebäck in die schweigenden Münder und hielten sich an Tee- und Kaffeetassen fest, die von einer flinken Erzieherin immer wieder geschäftig gefüllt wurden. Es waren auch neugierige Kolleginnen aus fremden Gruppen erschienen, und zu den Müttern hatten sich einige Väter gesellt. Eine Kaffeemaschine begleitete glucksend die

Begrüßung und Einführung von Dagmar, die wohlgesetzt und ruhig Fragen aus der Elternschar herauszulocken suchte. Die anschließende Darstellung von Lotte, die stehend, mit farbigen Filzstiften und lächelnden Gesten unser Schaubild ‚Der Sprachbaum' entfaltete und dabei die Sprachentwicklung und deren notwendige Voraussetzungen zum Sprechenlernen anschaulich, aber etwas zu breit abhandelte, wurde von den Anwesenden interessiert aufgenommen. Aber erst nach den Rollenspielen, die Christina und Veronika mit feuchten Händen und Schweißflecken unter den Armen begonnen hatten und die dann doch sehr lustig anzuschauen waren mit der Karikierung ‚falschen' und ‚richtigen' elterlichen Kommunikationsverhaltens, entlud sich die Angespanntheit im Raum mit den ersten Fragen der Eltern, die nun nicht mehr ihre Sorgen und Ängste um die eigenen Kinder kaschierten, mit wohlgefälligen Einleitungen wie ‚Ich kenne da ein Kind, das macht immer...' (so als sei es die Susi vom Nachbarn), sondern die nun offen über ihre sprachbehinderten Kinder redeten und Scham und Unsicherheiten, Hilflosigkeit und Ärger zum Thema machten. Und auch die beiden Erzieherinnen, die anfangs mit flockig-munterem Gequassel das sie peinigende Schweigen der Elterngruppe stets prompt beendet hatten, hörten auf, stellvertretend für die Eltern zu sprechen. Mir war der Mund trocken, und ich habe gleichzeitig geschwitzt. Aber mir ist es gelungen, unbefangen und akzeptierend auf heikle Fragen und abwehrende Bemerkungen einzugehen und Modell zu sein, wie sich auch ‚heiße Eisen' ohne Scheu zum Thema machen lassen."

Zusätzlich zu den Einzelveranstaltungen fanden in den ersten drei Jahren des Bestehens unserer „Arbeitsgruppe Prävention" zahlreiche Veranstaltungsreihen statt, die von einzelnen Mitgliedern unserer Arbeitsgruppe durchgeführt und von folgenden Institutionen getragen wurden: Fachhochschule für Sozialarbeit und Sozialpädagogik Berlin, Senat für Gesundheit und Umweltschutz, Bezirksamt Kreuzberg/Abteilung Gesundheitswesen, Initiative Berliner Einzelfall- und Familienhilfe, Berliner Gesellschaft türkischer Mediziner e. V. In den Veranstaltungsreihen ging es nicht nur um die Vermittlung von Wissensbausteinen, sondern vor allem um den Aufbau praktischer Fähigkeiten für den Umgang mit sprachauffälligen Kindern und die Beratung der Eltern: Durch Übungen, Rollenspiele und Selbsterfahrungsmaßnahmen lernten die Teilnehmer in ihrem alltäglichen Berufshandeln sensibler auf die Erscheinungsformen zwischenmenschlicher Kommunikation zu achten, Auffälligkeiten des Sprechens und der Sprache als Anzeichen für mögliche Fehlentwicklungen der Kinder bzw. für familiäre Belastungsmomente und Krisen wahrzunehmen sowie rechtzeitiger als bisher notwendige Unterstützungsmaßnahmen einzuleiten. Durch die kontinuierliche Teilnahme und die Berücksichtigung der persönlichen Einstellungen und Handlungsweisen der Teilnehmer war es möglich, auch Einfluß auf ihr Interaktionsverhalten zu nehmen und Anregungen zur Lösung typischer Beraterprobleme zu geben.
Die Veranstaltungsreihen wurden durchgeführt
– mit den bei den Einzelveranstaltungen bereits genannten Zielgruppen (siehe oben),
– zusätzlich mit den Leiterinnen der Kindertagesstätten aus drei Berliner Bezirken (Schöneberg, Charlottenburg und Neukölln)
– sowie mit psychosozialen Fachkräften, die in der Ausländerarbeit tätig sind (Wendlandt 1991; M 27).

Ingesamt konnten in den ersten drei Jahren ca. 400 Personen durch die Veranstaltungsreihen angesprochen werden.

Bedeutsamer als die konkreten Zahlen der bisher durch Einzelveranstaltungen und Veranstaltungsreihen erreichten Teilnehmer dürfte aber die Multiplikatorenfunktion sein, die die Veranstaltungen besaßen: Wir leiteten zahlreiche Teilnehmer an, in ihren eigenen Arbeitszusammenhängen selber ähnliche Veranstaltungen mit

Hilfe unseres Konzeptes und unserer Materialien durchzuführen und auf diese Weise die erworbenen Kenntnisse und Fähigkeiten an Kollegen und Eltern weiterzugeben.

Zweisprachig aufwachsende Kinder

Bei unserer Aufklärungsarbeit mit den unterschiedlichen psychosozialen Berufsgruppen ist eines immer wieder deutlich geworden: Im Bereich der Ausländerarbeit besteht ein enormer Bedarf an Informationen und Hilfestellungen gerade bezüglich sprachauffälliger Kinder. Der Autor, der in Berlin das Wissenschafts-Praxis-Projekt „Kommunikationsstörungen in der Migration" aufgebaut hat (Wendlandt 1988, 1991; M 27) hat daher gemeinsam mit türkischen Kolleginnen und Kollegen für die in Berlin besonders große Gruppe der türkischen Mitbürger türkische Beratungsmaterialien zum Thema „Sprache, Sprechen, Störungen des Sprechens und der Sprache, Sprachförderung" erarbeitet und erprobt (Wendlandt, Ünsal, Köse, in Vorb.). Außerdem konnten Hinweise für die Berufspraxis zum Umgang mit dieser bisher völlig vernachlässigten Zielgruppe publiziert werden (Ünsal u. Wendlandt 1991, Tekbasaran u. Wendlandt 1991, Wendlandt 1992, 1993) und eine erste empirische Untersuchung zum Vorkommen von Störungen des Sprechens und der Sprache bei ausländischen Kindern in Berlin durchgeführt werden (Wendlandt u. Mitarb. 1990, 1993; genaue Literaturangaben s. M 27).

So hat die Beschäftigung in der Arbeitsgruppe Prävention auch unseren Blick geschärft für zweisprachig aufwachsende Kinder, die mit uns und unter uns leben, aber bisher noch nicht die ihnen zustehende Berücksichtigung in der psychosozialen Versorgung gefunden haben.

Persönliche Stellungnahmen

Als wir wieder einmal Zwischenbilanz über die Ergebnisse unserer Arbeit ziehen wollten, hatten wir in unserer „Arbeitsgruppe Prävention" die Idee, dies ganz „persönlich" zu tun, jeder für sich in schriftlicher Form. Dabei schrieb z. B. eine Logopädin (28 Jahre, seit 4 Monaten im Team) nicht ohne Selbstironie: „Bei den Veranstaltungen ist mir klar geworden, wie wenig Fähigkeiten und Hilfen uns während der Ausbildung vermittelt wurden, über unser ureigenes Fachwissen in der Öffentlichkeit zu sprechen. Vielleicht liegt das auch daran, daß der Beruf ‚Logopädin' ein angeblich typischer Frauenberuf ist. ‚Die Frau' profiliert sich in Einzelsituationen mit Klienten, hält sich aber ansonsten zurück." Und der Sozialarbeiter (36 Jahre, seit 4½ Jahren im Team) hebt hervor, was ihn zur Mitarbeit bewogen hat: „Ich bin ins Projekt eingetreten, weil in unserer Beratungsstelle in den letzten Jahren immer wieder Kinder neu vorgestellt wurden, die ‚sehr alt' waren und sehr massive Sprachstörungen hatten: ihnen verblieb nur noch wenig Zeit bis zur Einschulung. Unerklärlich, daß dies den Kinderärzten und Erzieherinnen, die diese Kinder zum Teil schon 2 bis 6 Jahre kannten, nicht schon viel früher aufgefallen war. Für mich stellte sich die Frage, wie wir diese Berufsgruppen stärker für die Wichtigkeit der Frühförderung sensibilisieren könnten." Die Ärztin für Kinder- und Jugendpsychiatrie (39 Jahre, seit 2 Jahren im Team) konnte unsere Arbeit vor dem Hintergrund der Erfahrungen mit dem eigenen

Kleinkind mit ganz neuen Augen sehen: „In der Zeit, als meine Tochter zu sprechen begann, saß ich in den Sitzungen der ‚AG Prävention' und hörte sozusagen simultan die Stimme meiner Tochter, die lallte, gurrte, stammelte und schließlich deutlich die ersten Wörter sagte. Ich konnte mein Fachwissen einbringen und erweitern und es gleichzeitig an meiner eigenen Tochter überprüfen. Es wurde mir deutlich, daß die Sprachentwicklung des Kindes kein geradliniges Fortschreiten zu einer immer besseren Beherrschung der Sprache ist, sondern ein oft immer noch geheimnisvoller verschlungener Weg." Der Leiter der Beratungsstelle (Diplompsychologe, 40 Jahre, seit 8 Jahren im Team) hatte sich mit Problemen auseinanderzusetzen, die sich unmittelbar durch die Gründung unserer „AG Prävention" ergaben: „Dürfen für die Erarbeitung der Materialien und für die Durchführung der Informationsveranstaltungen Behandlungen ausfallen? Rechtfertigt der Aufwand an Zeit und Kraft, den das neue Arbeitsgebiet beanspruchte, die Zeit, die für die traditionelle Arbeit wie Diagnostik und Behandlung ‚verloren'geht? Und: Logopäden im öffentlichen Dienst werden u. a. danach gehaltsmäßig eingruppiert, wieviel ‚schwierige Tätigkeit' sie in ihrer Arbeitszeit durchführen. Im Bundesangestelltentarif (BAT) ist präventive Arbeit aber nicht als schwierige Tätigkeit festgelegt. Und: Wird die Warteliste der Klienten durch eine verstärkte präventive Arbeit nicht nur noch größer, weil durch unsere Maßnahmen zur Früherkennung und Frühberatung nun viel mehr Kinder in der Beratungsstelle neu vorgestellt werden? Eine wirkliche Vorbeugung im Sinne einer Verminderung der Zahl sprachgestörter Kinder oder eine Reduzierung der schweren Störungen würde sich ja erst, wenn überhaupt, in einigen Jahren zeigen." Und der Hochschullehrer aus der Fachhochschule für Sozialarbeit und Sozialpädagogik Berlin (Psychologe, 46 Jahre) mußte zu einer Neudefinition seiner Rolle im Team kommen, wo er bisher als Supervisor tätig war: „Was sollte meine Aufgabe in der Gruppe sein? Sie konnte nicht in erster Linie in der fachlichen Anleitung bestehen (ein Teil der Kollegen und Kolleginnen war erfahrener als ich im Umgang mit speziellen Verfahren der Diagnostik und Therapie von Sprachstörungen). Vielmehr ging es mir um die Unterstützung der einzelnen, ihre vorhandenen Fähigkeiten für neue berufliche Situationen außerhalb der vertrauten Institution ‚Sprachberatungsstelle' zu mobilisieren, sie zu ermutigen, ungewohnte Herausforderungen zu riskieren und ihnen hilfreiche Rückmeldungen bei der Realisierung dieser neuen Schritte zu geben. Ich hatte das Gefühl, die Mitglieder der Arbeitsgruppe trügen einen Schatz mit sich herum, den sie nur im Behandlungsraum ihren Klienten enthüllen würden, der dort dann aufblinkt, sonst aber für die Allgemeinheit verborgen bleibt – ein Schatz, an dem sich viel zu wenige freuen können."

Schlußbetrachtungen

Die Mitglieder unserer „Arbeitsgruppe Prävention" waren erstaunt und froh über das große positive Echo, das unsere Arbeit ausgelöst hat, und über die bereichernden Erfahrungen, die jeder einzelne bei der Ausgestaltung seiner beruflichen Rolle machen konnte. In der Tat war es für alle sehr befriedigend zu spüren, daß man Fehlentwicklungen im Kindesalter vorbeugen kann, daß Eltern in der Lage sind, rechtzeitig Weichen umzustellen, daß Erzieherinnen ihre Gruppenarbeit in Kindertagesstätten neu gestalten und dabei wichtige Grundprinzipien der Sprachförderung einfallsreich anwenden können, daß Multiplikatoren wie Kinderärzte und Sozialarbeiter gerne und begierig Informationen über Sprache und Sprechenlernen aufnehmen und kompetent mit diesem Wissen die Eltern sprachauffälliger Kinder beraten können.

Literatur

Im folgenden sind fünf Literaturlisten zu verschiedenen Schwerpunktbereichen aufgeführt. Sie können als Arbeitsmaterialien im Rahmen der Multiplikatorenarbeit und Elternberatung, aber auch in der Ausbildung sowie in der Fort- und Weiterbildung unterschiedlicher Zielgruppen eingesetzt werden. Bei den Veröffentlichungen handelt es sich sowohl um wissenschaftliche Werke als auch um populärwissenschaftliche Bücher, die auch vom interessierten Laien mit Gewinn zu lesen sind.

M 24
Literaturhinweise zu allgemeinen Erziehungsfragen

Brazelton, B.: Mein Kind verstehen. Piper, München 1988

Dreikurs, R., E. Blumenthal: Eltern und Kinder – Freunde oder Feinde. dtv, München 1986

Dreikurs, R., V. Soltz: Kinder fordern uns heraus. Klett-Cotta, Stuttgart 1981

Gordon, Th.: Familienkonferenz. Heyne, München 1989

Häsing, H.: Unsere Kinder, unsere Träume, 3. Aufl., Fischer, Frankfurt 1988

Innerhofer, P.: Kleine Psychologie für Eltern, 3. Aufl., mvg, München 1990

Jorgensen, M., P. Schreiner: Kampf-Beziehungen. Wenn kleine Kinder gegen Erwachsene kämpfen: Erklärungen und Lösungen. Rowohlt, Reinbek b. Hamburg 1989

Kohnstamm, R.: Praktische Kinderpsychologie. Eine Einführung für Eltern, Erzieher und Lehrer. Huber, Bern 1984

Link, M., E. Wieczorek: Wenn Kinder Probleme haben. Rowohlt, Reinbek b. Hamburg 1985

Petermann, U.: Kinder und Jugendliche besser verstehen. Ein Ratgeber bei seelischen Problemen, 2. Aufl., Kösel, München 1986

Postmann, N.: Das Verschwinden der Kindheit. Fischer, Frankfurt 1983

M 25
Literaturhinweise zu den Bereichen: Sprache, Hören, Sprachentwicklung, Sprechenlernen, Störungen des Sprechens und der Sprache, Stimmstörungen und Sprachförderung

Zur Lektüre für Eltern geeignet

Affolter, F.: Wahrnehmung, Wirklichkeit und Sprache. Neckar-Verlag, Villingen-Schwenningen 1990

Bondzio, M., W. Vater: Vom ersten Laut zum ersten Wort, 3. Aufl. Reha, Bonn 1986

Brüggebors, G.: So spricht mein Kind richtig. Rowohlt, Reinbek b. Hamburg 1987

Gundermann, H.: Mein Kind lernt sprechen. Volk und Gesundheit, Berlin 1970

von Schwerin, A.: Sprache haben – sprechen können. Herder, Freiburg 1987

Stengel, I.: Sprachschwierigkeiten bei Kindern, 5. Aufl. Klett-Cotta, Stuttgart 1988

Tikkanen, M.: Aifos heißt Sofia – Leben mit einem besonderen Kind. Rowohlt, Reinbek b. Hamburg 1983

Zimmer, D.: So kommt der Mensch zur Sprache. Haffmans, Zürich 1986

Für Fachleute und interessierte Laien

Becker, K. P., M. Sovak: Lehrbuch der Logopädie, 2. Aufl. Volk und Gesundheit, Berlin 1975
Biesalski, P., F. Frank: Phoniatrie – Pädaudiologie (Physiologie, Pathologie, Klinik, Rehabilitation), 2. Aufl. Thieme, Stuttgart 1993
Brunner, J. S.: Wie das Kind sprechen lernt. Huber, Bern 1987
Clahsen, H.: Spracherwerb in der Kindheit. Narr, Tübingen 1982
Dickmann, Chr., I. Flossmann, R. Klasen, D. Schrey-Dern, U. Stiller, C. Tockuss: Logopädische Diagnostik von Sprachentwicklungsstörungen. Sprachsystematisch konzipierte Prüfverfahren. Thieme, Stuttgart 1994
Grohnfeldt, M.: Störungen der Sprachentwicklung, 5. Aufl. Edition Marhold. Spieß, Berlin 1990
Grohnfeldt, M. (Hg.): Stimmstörungen. Handbuch der Sprachtherapie, Band VII. Edition Marhold. Spieß, Berlin 1994
Grunwald, A.: Sprachtherapie. Praktische Anleitung zur Diagnose und Therapie sprachgestörter und entwicklungsbehinderter Kinder, 3. Aufl. Persen, Horneburg 1989
Gundermann, H.: Einführung in die Praxis der Logopädie. Berlin, Springer 1981
Hellbrück, J.: Hören – Physiologie, Psychologie und Pathologie. Hogrefe, Göttingen 1993
Hoffmann Muischneek, S.: Was tönt Grün? Rhythmik als Wahrnehmungsförderung. Verlag des Schweizerischen Vereins für Handwerk und Schulreform, Liestal 1989
Kegel, G.: Sprache und Sprechen des Kindes. Rowohlt, Reinbek b. Hamburg 1974
Pascher, W., H. Bauer: Differentialdiagnose von Sprach-, Stimm- und Hörstörungen. Thieme, Stuttgart 1984
Szagun, G.: Sprachentwicklung beim Kind. Eine Einführung, 4. Aufl. Psychologie Verlagsunion, Weinheim 1991

M 26
Literaturhinweise zum Bereich „Kommunikationsstörung Stottern"

Für Eltern und Betroffene

Betroffene und deren Eltern bzw. Erzieher/Lehrer finden im folgenden eine Auswahl von Veröffentlichungen zum Thema Stottern, die leicht verständlich geschrieben sind und anregende Impulse für den Umgang mit dem Stottern vermitteln. Teile der Literatur eignen sich hervorragend als Unterrichts- oder Arbeitseinheiten in Schulklassen (Sprachheilschule) oder in Gruppen (Therapie, Selbsthilfe).

Baumgärtner, S.: Wenn Ihr Schüler stottert... Ein Ratgeber für Lehrer. Bundesvereinigung Stotterer-Selbsthilfe, Köln 1990
Bundesvereinigung Stotterer-Selbsthilfe: Therapieratgeber Stottern, Köln 1986
Frazer, M.: Selbsttherapie für Stotterer. Bundesvereinigung Stotterer-Selbsthilfe, Köln 1987
Hennen, E.: Entmachtung des Stotterns. Bundesvereinigung Stotterer-Selbsthilfe, Köln 1989
Hinteregger, F., F. Meixner: Stottern aus der Sicht der Betroffenen und der Therapeuten. Jugend und Volk, Wien 1988
Hood, S.: An einen Stotterer, 5. Aufl. Bundesvereinigung Stotterer-Selbsthilfe, Köln 1989
Irwin, A.: Mein Kind fängt an zu stottern. Ein Selbsthilfeprogramm für Eltern, die ihren Kindern helfen möchten, das Stottern zu überwinden. Thieme, Stuttgart 1990
Nagel-Jancak, E., E. Thabet: Laß dir Zeit – Stottern will verlernt sein. Fischer, Frankfurt 1989
van Riper, Ch.: Sprech-Stunde in der Praxis eines Sprachtherapeuten. Reinhardt, München 1982
Wendlandt, W.: Zum Beispiel Stottern. Stolperdrähte, Sackgassen und Lichtblicke im Therapiealltag. Pfeiffer, München 1984
Wendlandt, W.: Stottern ins Rollen bringen. Die Kiesel des Demosthenes. Bundesvereinigung Stotterer-Selbsthilfe, Köln 1994

Für Fachleute und interessierte Laien

Fiedler, P., R. Standop: Stottern, 2. Aufl. Psychologie Verlagsunion, Weinheim 1986

Grohnfeldt, M.: Störungen der Redefähigkeit. Handbuch der Sprachtherapie, Bd. V. Edition Marhold. Spieß, Berlin 1992

Katz-Bernstein, N.: Aufbau der Sprach- und Kommunikationsfähigkeit bei redeflußgestörten Kindern. Ein sprachtherapeutisches Übungskonzept, 2. Aufl. Verlag Schweizerische Zentralstelle für Heilpädagogik, Luzern 1987

van Riper, Ch.: Die Behandlung des Stotterns. Bundesvereinigung Stotterer-Selbsthilfe, Köln 1986

Schulze, H.: Redeflußstörungen und Stottern aus psychologischer Sicht. Rep. Psychol. 14 (1989) 17–25

Wendlandt, W.: Zur In-vivo-Arbeit in der Therapie des Stotterns. Durchführung von Behandlungsmaßnahmen in alltäglichen Belastungssituationen des Stotternden. Sprache Stimme Gehör 8 (1984) 44–50

Wendlandt, W.: Verhaltenstherapeutisches Sprechtrainingsprogramm für stotternde Kinder und Jugendliche, 2. Aufl. Marhold, Berlin 1986

Wendlandt, W.: Nicht vermeiden – Stottern zeigen! Teil 1. Grundsätzliches zum Non-avoidance-Konzept in der Behandlung des Stotterns. Sprachheilarbeit 32 (1987) 145–153

Wendlandt, W.: Nicht vermeiden – Stottern zeigen! Teil 2. Symptomorientierte Behandlungsbausteine im Rahmen meiner Nicht-Vermeidungs-Therapien bei Stotternden. Sprachheilarbeit 32 (1987) 193–205

M 27
Literaturhinweise zur Arbeit mit ausländischen Kindern und deren Familien

Grundlagen für die Arbeit mit ausländischen Mitbürgern

Buchkremer, H. J., M. Emmerich: Ausländerkinder. Sonder- und sozialpädagogische Fragestellungen. Rissen, Hamburg 1987

Collatz, J., u. a.: Gesundheit für alle. Die medizinische Versorgung türkischer Familien in der Bundesrepublik. Hamburg 1985

Geiger, A., F. Hamburger: Krankheit in der Fremde. Express-Edition, Berlin 1984

Jaede, W., A. Portera: Ausländerberatung. Kulturspezifische Zugänge in Diagnostik und Therapie. Lambertus, Freiburg 1986

Einführung in das Thema Zweisprachigkeit/Mehrsprachigkeit

Heuchert, L.: Zweisprachigkeit. Materialien zur interkulturellen Erziehung im Kindergarten. Bd. III. Verlag für Wissenschaft und Bildung, Berlin 1989

Klein, W.: Zweitspracherwerb. Eine Einführung. Athenäum, Frankfurt a. M. 1987

Noack, B.: Erwerb der Zweitsprache je früher desto besser? Über die Chancen sprachlicher Integration von türkischen Gastarbeiterkindern. Deutsch Lernen 3 (1987) 3–29

Interkulturelle Erziehung und Beratung

Jaede, W. A. Portera: Begegnung mit dem Fremden. Interkulturelle Beratung, Therapie und Pädagogik in der Praxis. GwG-Verlag, Köln 1993

Jakubeit, G.: Kinder. Materialien zur interkulturellen Erziehung, Bd. I. Verlag für Wissenschaft und Bildung, Berlin 1988

Jakubeit, G.: Eltern, Stadtteil, Fortbildung. Materialien zur interkulturellen Erziehung, Bd. II. Verlag für Wissenschaft und Bildung, Berlin 1989

Sprachauffälligkeiten bei ausländischen Mitbürgern

Herbst, L., C. Yilmaz: Sozialisationsbedingte Spracherwerbsstörungen bei türkischen Schülern in der Eingangsstufe der Schule für Sprachbehinderte. Heilpädagog. 36 (1985) 180–191

Kracht, A., Schümann, H.: Kommunikationsprobleme zweisprachiger Kinder unter den Bedingungen der Immigration – ein Fall von „elektivem Mutismus"? Sprachheilarbeit 39 (1994) 280–287

Ünsal, F., W. Wendlandt: Doppelte Halbsprachigkeit bei türkischen Migrantenkindern. In: Deutsche Gesellschaft für Sprachheilpädagogik: Behinderung, Pädagogik, Sprache. Tagungsbericht der 19. Fortbildungs- und Arbeitstagung der Deutschen Gesellschaft für Sprachheilpädagogik, Hamburg 1991 (S. 326–333)

Wendlandt, W.: Kommunikationsstörungen in der Migration. Zum Problem des Stotterns und seiner Behandlung bei ausländischen Mitbürgern. Sprachheilarbeit 33, 1988, 193–196

Wendlandt, W.: Stadtteilbezogene Projektarbeit mit sprachgestörten ausländischen Mitbürgern. Soziale Arb. (40) 1991, 151–156

Wendlandt, W.: Grundkenntnisse und Handlungshilfen für den Umgang mit zweisprachig aufwachsenden Kindern in der sprachtherapeutischen Praxis. Sprache Stimme Gehör 16 (1992) 43–47

Wendlandt, W.: Störungen des Sprechens und der Sprache. (K)ein Thema für die Sozialarbeit/Sozialpädagogik? Soziale Arb. 8 (1993) 265–271

Wendlandt, W., F. Ünsal, B. Köse: Sprachstörungen bei türkischen Kindern. Deutsch-türkische Materialien zur Früherkennung und Beratung. In Vorbereitung

Beratung mit türkischen Familien

Arbeitskreis Neue Erziehung e.V.: Orientierungshilfen für türkische Eltern. Materialien 1–5, 1982–1985 (zu jeder Materialieneinheit gehört ein deutsches Handbuch, eine türkische Broschüre und eine türkische Hörspielkassette; zu beziehen über: ANE, Markgrafenstr. 11, 10969 Berlin)

Tekbasaran, C., W. Wendlandt: Zum Umgang mit türkischen Familien. Überlegungen zur Gestaltung des Erstkontaktes. In Deutsche Gesellschaft für Sprachheilpädagogik: Behinderung, Pädagogik, Sprache. Tagungsbericht der 19. Fortbildungs- und Arbeitstagung der Deutschen Gesellschaft für Sprachheilpädagogik, Hamburg 1991 (320–325)

Türkischer Elternverein Berlin e.V.: Fünf Jahre Elternarbeit. Berlin 1990 (zu beziehen über: Türkischer Elternverein, Oranienstr. 36, 10999 Berlin)

M 28
Literaturhinweise zum Thema Prävention – Früherkennung und Frühförderung

Einführende Literatur zum Thema Prävention

Paulus, P.: Prävention und Gesundheitsförderung. Perspektiven für die psychosoziale Praxis. GwG-Verlag, Köln

Schwarzer, R.: Gesundheitspsychologie. Hogrefe, Göttingen 1990

Stark, W.: Lebensweltbezogene Prävention und Gesundheitsförderung. Lambertus, Freiburg 1989

Spezifische Literatur zum Thema Prävention bei Störungen des Sprechens und der Sprache

Gorhuis-Brouwer, S. M.: Frühzeitige Erkennung von Sprachentwicklungsstörungen. Die Eltern als engagierte Beobachter von Sprachentwicklungsstörungen. Folia phoniat. 42 (1990) 260–264

Möller, C., Reschke, B.: Gestörte Sprache – Modell einer regionalen Versorgung. Bd. 1 der Reihe „Prävention und Gesundheit", Hg.: H. Mönnich. Bezirksamt Reinickendorf von Berlin, 1990

Wendlandt, W.: Muß das Kind in den Brunnen fallen? Oder: Der lohnende Weg der Prävention im logopädischen Berufsalltag – Ein Erfahrungsbericht. Forum 2 (1991) 15–18

Wendlandt, W.: Prävention vor Therapie. Erfahrungen mit einem Berliner Präventionsmodell. In: Deutscher Bundesverband für Logopädie und Deutsche Gesellschaft für Phoniatrie und Pädaudiologie: Stottern. Tagungsbericht Münster. Verlag Phoniatrische Ambulanz, Ulm 1993 (S. 115–126)

Spielanregungen und Materialien für die Frühförderung

In der folgenden Auswahl preiswerter Bücher finden Eltern und Erzieher viele bewährte Spiele, Verse, Lieder usw. für Kinder bis zum 6. Lebensjahr. Mit Hilfe dieser Materialien läßt sich in lustiger und sehr ansprechender Weise die allgemeine Entwicklung und der Spracherwerb der Kinder unterstützen und fördern:

Cratzius, B.: Noch mehr Fingerspiele und andere Kinkerlitzchen. Eine Wundertüte für neue Spiellust mit kleinen Kindern. Rowohlt, Reinbek b. Hamburg 1989

von Hoerner-Nitsch, C.: Das Schmuse-Buch. Zärtliche Spiele für Babys, Kinder und Eltern. Rowohlt, Reinbek b. Hamburg 1989

Mönkemeyer, K.: Spiele für alle fünf Sinne. Hören, riechen, schmecken, sehen, greifen: Wie Babys und kleine Kinder spielend lernen. Rowohlt, Reinbek b. Hamburg 1990

Münchmeier, A.-B.: Spielen mit kleinen Kindern und Babys. Ideen, Anregungen, Spielzeug im Test. Rowohlt, Reinbek b. Hamburg 1990

Pousset, R.: Fingerspiele und andere Kinkerlitzchen. Spiel-Lust mit kleinen Kindern. Rowohlt, Reinbek b. Hamburg 1986

Sachverzeichnis

A
Abfragen 68
Aggressionen 73, 89
Akzeptanz, soziale 8, 9, 58
Alalie 35, 39
Alphabetisierung, zweisprachige 91
Angst 47, 73, 81
Ansteckung
– Sprachstörung 72
– Stottern 77
Artikulation 9, 10, 12, 15, 20 f, 22 ff, 35 f, 98 f, 101 f
Artikulationsstörung (s. a. Dyslalie) 37 f
Aufregung 76
Aufschaukeln, sprachliches 58
Ausländerarbeit 5, 113

B
Babysprache 35, 36, 40, 63, 68
Balbuties s. Stottern
Bauchreden 99 f
Behandlungsbedarf 72
Bauchreden 99 ff
Beratungseinrichtungen 72, 92 f, 94 f
Bewegungsstörung 54
Beziehungsfähigkeit 58 f
Bilingualismus s. Zweisprachigkeit
Blickkontakt 9, 15, 46, 61 f

C
Corrective feedback s. Wiederholung, verbesserte

D
Disposition 54
Doppelspracherwerb 85
Dysgrammatismus 35, 38, 43 f, 102 f
– physiologischer 36, 41
Dyslalie 35, 37 f, 43 f, 102 f
– physiologische 36, 41
Dysphonie, kindliche 36, 40, 49 f

E
Echolalie 35
Eigensprache 36, 40
Einschulung 73
Einwortsätze 14, 20, 25
Elternabend 111 ff
Entwicklung 8 ff, 16 f, 22 ff
– geistige 13
– sensomotorische 10 ff
– sozialemotionale 12 f
– vorsprachliche 35, 37
Entwicklungsstottern 26, 41, 45 ff, 74 ff
Erziehung 55, 56 ff, 60 ff, 66 ff, 116
– zweisprachige 54, 85
Expansivität 65

F
Fachleute 72, 92 f, 94 f
Familieninteraktion, Störung 53, 55
Fehlentwicklung, neurotische 53, 55
Feinmotorik, Voraussetzung des Sprechens 11, 12, 98 f
Fernsehen 54, 71
Finanzierung sprachtherapeutischer Maßnahmen 94 f
Fixierungen 46
Flickwörter 46
Fördermaßnahmen 55
– sprachauffällige ausländische Kinder 87–91
Fragealter 21, 25, 68 f

G
Gesprächsverhalten, kommunikationsförderndes 97 f, 105 f
– kommunikationshemmendes 97 f, 105 f
Gesundheitliche Aufklärung 2
Grammatik 9, 10, 14 f, 20 f, 22 ff
Gruppenarbeit, Übungen 97 ff

H
Halbsprachigkeit, doppelte 85 f, 89 f
Hirnreifung 9, 13
Hören 9, 10, 29 f, 31 ff
Hörstörung 30, 32 f, 37, 53, 54
Hyperphonie 49
Hypophonie 50

I
Identität, Aufbau einer ungestörten 88
Informationsveranstaltungen 5, 111 f
Integrationsgruppe, -klasse 93
Iterationen, physiologische, s. Sprechunflüssigkeit, altersgemäße

K
Kaschieren 47
Kehllaute 20, 24
Kinästhetische Empfindungen 12
Kinder
– ausländische sprachauffällige 85 ff
– blinde 12
Kindersprache 20, 25
Körpersprache 80, 81
Kommunikation 10, 13, 15 f
– stimmliche 11
– Störung 39, 40, 42, 103 f, 108
Kommunikationsabwehr 89
Kommunikationsdruck 76 f, 80
Kommunikationsverhalten, förderndes 15 f, 56 ff, 60 ff, 97 f, 105 f, 107, 108, 109 f
– hemmendes 60 ff, 80 ff, 97 f, 105 f
Kontakt, Kontaktfähigkeit 12 f, 58 f, 80
Kostenübernahme 94 f

L
Lallen 9, 11, 20, 23, 24 f, 35, 37
Lautbildung s. Artikulation
Lauterwerbsstörung s. Dyslalie
Lautstörung s. Dyslalie

Sachverzeichnis

Lebensumwelt 9, 16, 18 f
Leidensdruck 47, 48
Leistungsanspruch 76
Leistungsdruck 68
Liebe 9, 15
Lippen-Kiefer-Gaumen-Spalte 35, 54
Lispeln 26, 35 f, 38
Logophobie 47

M
Mehrsprachigkeit 86, 87 ff
Mehrwortsatz, ungeformter 25
Minderheitensprache 83
Mißerfolge 81
Mitbewegungen 39, 46
Motorik 9, 11
Multikulturelle Projekte 24
Multiplikatoren, psychosoziale 3, 4, 97
Mundbilder 15
Mutismus 36, 40, 42
Muttersprache 83 ff, 87 ff

N
Nachahmung 14
Näseln 35, 36, 40, 42
Neugierverhalten, Förderung 14, 68 f, 89
Neurologische Störung 53, 54

O
Öffentlichkeitsarbeit 2, 5

P
Poltern 35, 40, 42
Prävention 2, 5, 111 ff, 113 f

R
Reformulieren 107
Rhinophonie s. Näseln
Rückzugsverhalten 73, 89

S
Satzbildung, gestörte 36
Schalleitungsschwerhörigkeit 33
Schimpfwörter 71 f
Schwa-Laut 46, 47, 48
Schwerhörigkeit 10, 33
Sehen 9, 12
Selbständigkeit 65
Selbstbewußtsein 81

Selbstgespräche 62
Semilingualismus s. Halbsprachigkeit, doppelte 85 f
Sensomotorische Integration 13
Sigmatismus s. Lispeln
Silbenverdoppelung 20, 24 f
Singen 71
Spiel 59, 70 f, 89
Spielmaterialien 70, 120
Spontansprache 72
Sprachanregungen 15 f, 24, 53, 54, 62 f, 68, 89
Sprachentwicklung 8 ff, 18 f, 20 f, 22 ff, 27 f, 34 ff, 60 ff, 101
– gestörte 34 ff
Sprachentwicklungsbeginn, verzögerter 35, 37
Sprachentwicklungsstörung (SES) 35, 39, 43 f, 89, 102 f
Sprachentwicklungsverzögerung, (SEV) 12, 35, 39
Spracherwerb, Voraussetzungen 10 ff, 56 ff
– ausländische Kinder 53, 83 ff, 87 ff
Sprachförderung 105 f, 107, 108, 109 f
– allgemeine Prinzipien 56 ff
– sprachauffällige ausländische Kinder 87 ff
– sprachgestörte Kinder 60 ff
Sprachmelodie 25
Sprachmischung 85 f, 88 f
Sprachniveau 15, 21
Sprachschwäche 53 f
Sprachverständnis 9, 10, 14, 20 f, 22 ff
– eingeschränktes 35, 39, 42
Sprachverständnisstörung 39
Sprachvorbild 16, 57, 62, 72 f, 79
Sprechablauf 39, 98 f, 101 f
– automatisierter 67
– Störungen 40, 42
Sprechaktivität, Abnahme 68
– Förderung 75, 89
Sprechfreude 9, 10, 14, 58, 63, 67 f, 75
– Förderung 78, 89
Sprechscheu 48, 89
Sprechspiele 70, 120

Sprechunflüssigkeit, altersbedingte = altersgemäße 21, 26, 36, 41, 45 ff, 74 ff
Sprechverweigerung s. Mutismus
Stimme 11, 24, 42
Stimmlippen 49
Stimmknötchen 50
Stimmstörung 40, 42, 49 f
Störungsbewußtsein 47, 48
Stottern 26, 35 f, 39, 42, 45 ff, 74 ff, 103 ff
– entwicklungsbedingtes, physiologisches 21, 26, 36, 41, 45 ff, 74 f
– klonisches 39
– tonisches 39
– Ursachen 51 f, 53 f, 77

T
Tasten, Tastsinn 9, 11, 12
Teilleistungsstörung 55
Trennungsfähigkeit, sprachliche 88
– – fehlende 85 f
– – Herstellung der 89 f

U
Ursachen von Störungen des Sprechens und der Sprache 51 f, 53 ff, 77

V
Verhaltensstörung 33
Vermeidungsverhalten 39
– soziales 47
– sprachliches 46 f
Versprachlichen 62

W
Wiederholung, verbesserte 63 ff, 67, 89, 108, 109 f
Wortschatz 9, 10, 14 f, 20 f, 22 ff
– aktiver 14, 21, 24
– eingeschränkter 35 f, 38
– passiver 14
Wortschöpfungen 25, 68

Z
Zischlaute 25
Zischlautstörung 26
Zuhören 9, 16, 57, 61
Zungenbrecher 101 f
Zweisprachigkeit 53, 83 ff, 87 ff
Zweitspracherwerb 84 f, 88